Réparation du dommage corporel et médecine physique et de réadaptation

Sous la direction de

J. Pélissier et E. Baccino

et la collaboration de

P. AZOUVI, E. BACCINO, F. BANAL, M. BARAT, M.-J. BORIE, M. CAZABAN, P. CODINE, E. COUDEYRE, P. DEHAIL, M. DE SEZE, F. DOCHEZ, B. FOUQUET, P.-A. JOSEPH, R. LAFAYE DE MICHEAUX, D. LAGAUCHE, E. LAPEYRE, J. LE GUILLOUX, M. MAITRE, B. MATARÈSE, J.-M. MAZAUX, J. MIMRAN, J. PÉLISSIER, F. PETIT, D. ROGEZ, A. SOTTO, L. THEFENNE, A.-L. VANNIER

Sauramps médical

Avant-propos

L'expertise médicale reste, pour la victime, le temps essentiel dans la procédure de réparation du dommage ; c'est un moment attendu car essentiel, avec son cortège craintes et pour le moins de questions. Il est du devoir du médecin de Médecine Physique et Réadaptation de répondre précisément à ces questions, c'est-à-dire informer sur l'importance et la portée de l'expertise médicale, sur son déroulement et ainsi contribuer à clarifier cette importante étape du processus de réparation. Cela demande de sa part une connaissance précise des règles de la réparation du dommage en fonction des différents régimes, droit commun, droit de la sécurité sociale, contrat privé d'assurances, code des pensions militaires et, plus récemment, droit à réparation des victimes d'erreurs médicales ou d'aléas thérapeutiques.

Le rôle du médecin de Médecine Physique et Réadaptation est donc polymorphe ; simple conseiller lorsqu'il a en charge le patient, il peut devenir le médecin de recours assistant la victime lors des opérations expertales. Toutefois, on doit souligner que sa connaissance de l'évaluation des déficiences et incapacités le prépare tout à fait à exercer lui-même des fonctions d'expertise ; cette expérience est de plus en plus vécue très positivement par les compagnies d'assurances comme par les tribunaux et le médecin de Médecine Physique et Réadaptation est devenu un expert recherché.

Cet ouvrage ne vise pas à être un livre sur l'expertise. Il veut dégager quelques aspects spécifiques dans lesquels le médecin de Médecine Physique et Réadaptation est particulièrement impliqué, soit qu'il s'agisse de situations qu'il rencontre au quotidien, soit qu'il s'agisse de situations spécifiques pour lesquelles son expertise sera recherchée.

Jacques Pélissier, Eric Baccino

"Médecine Physique et de Réadaptation et Réparation du Dommage Corporel" a été un des thèmes des XXXIIIe Entretiens de Médecine Physique et Réadaptation, le jeudi 3 mars 2005 à Montpellier. Coordination : Jacques Pélissier et Eric Baccino.

Cet ouvrage est une publication de l'association « Entretiens de Rééducation et Réadaptation Fonctionnelles (ERRF) » Montpellier.

SOMMAIRE

- A -
L'EXPERTISE EN RÉPARATION DU DOMMAGE CORPOREL

Différents types d'experts et d'expertises
E. Baccino, B. Gallician 9

Réparation du dommage corporel : évaluation médicale des chefs de préjudice
E. Baccino 22

Médecin conseil d'assurances : Principes – Identification des préjudices – Réparation et barèmes – Prise en compte des frais futurs – Aggravation
B. Matarèse 33

Mission de soin, assistance et conseil à la victime en vue de la réparation du dommage
J. Pélissier, A.-L. Vannier, J. Mimran 39

Spécificité de l'expertise médicale de l'enfant
E. Baccino, B. Gallician 44

Expertises et pensions militaires
E. Lapeyre, F. Banal, D. Rogez, F. Genet, F. Dochez, F. Jegard, R. Lafaye de Micheaux, P. Hugeux, D. Lagauche 53

- B -
L'EXPERTISE ET L'ASSISTANCE AU QUOTIDIEN EN MPR

Séquelles des traumatismes crânio-maxillo-faciaux : modalités de la réparation médico-légale
P. Jammet 63

Le blessé médullaire
M. Barat, P. Dehail, M. De Seze, P.-A. Joseph, J.-M. Mazaux 69

Réparation du dommage corporel après traumatisme crânio-encéphalique
P. Azouvi 83

Infections nosocomiales : bases de la réparation
A. Sotto, M. Cazaban 92

Les séquelles des brûlures : évaluation expertale
P. Hugeux, E. Lapeyre, J. Le Guilloux, F. Petit, L. Thefenne 94

Lombalgies chroniques : Evaluation, réparation du dommage corporel
B. Fouquet, M.-J. Borie 102

Le coup de fouet cervical "whiplash syndrom" : Aspects médico-légaux et réparation du dommage corporel
E. Coudeyre, P. Givron, J. Pelissier 108

Réparation médico-légale de l'amputation
M. Maitre, J. Mimran, P. Codine 112

A

L'EXPERTISE EN RÉPARATION DU DOMMAGE CORPOREL

DIFFÉRENTS TYPES D'EXPERTS ET D'EXPERTISES

PAR

E. BACCINO*, B. GALLICIAN**

LES TYPES D'EXPERTISES

L'expertise est définie et réglementée dans le code de procédure civile (articles 232 à 248 puis 263 à 284) et le code de procédure pénale (article 156 à 169) ; il s'agit, à côté des constatations et de la consultation, de la **mesure d'instruction** la plus complexe ; toujours demandée par un juge, elle est **destinée à l'éclairer sur une question nécessitant les lumières d'un technicien lorsque constatations et consultations sont insuffisantes pour trouver la solution d'un litige**.

Il s'agit donc, par définition, **d'expertises judiciaires (EJ)**, faites pour et à la demande de la justice qu'elle soit pénale ou civile.

Nous les verrons en premier et en détail ainsi que les règles qui s'appliquent aux médecins experts judiciaires.

A côté de ces EJ, il existe un nombre bien plus important de cas où un avis technique médical est indispensable pour solutionner un litige, ce qui correspond à la définition de l'expertise, même si officiellement elles n'en sont pas car non faites à la demande de la justice : nous les appellerons **Expertises Non Judiciaires (ENJ)**. L'usage a entériné ce terme d'"*expertises*" en raison de multiples points communs entre EJ et ENJ : leur finalité (cf. ante), la technique d'expertise médicale et, très souvent, les praticiens qui les pratiquent.

* Service de Médecine Légale - Hôpital Lapeyronie, CHU - 34295 Montpellier Cedex 5
** 8, rue André Michel - 34010 Montpellier Cedex 1

Ces ENJ (Expertises Non Judiciaires) regroupent :

1) Essentiellement (et de très loin en terme quantitatif) ***les expertises pour les compagnies d'assurances*** ;

- ***Expertises amiables*** (confiées à un ou deux experts), à la demande des parties, **a)** soit dans le cadre de l'assurance de personnes, contractuelles, dites "en assurance individuelles", que toute personne peut souscrire et dont les clauses du contrat se discutent entre les parties, **b)** soit dans le cadre de la loi du 5-07-85 (dite "***loi Badinter***") qui a pour but l'amélioration de la prise en charge des victimes corporelles d'accidents de la circulation dans lesquels sont impliqués des véhicules terrestres à moteur.

Les compagnies diligentent aussi en cas de contestation d'un premier rapport d'expertise des **arbitrages,** expertises amiables intervenant à la suite d'une divergence entre les parties quant aux résultats de l'expertise et dont le but est d'éviter d'avoir recours au contentieux judiciaire.

- Enfin, il existe des ***expertises "privées"*** à la demande unilatérale du blessé ou d'une compagnie d'assurance (pour savoir s'il est utile de poursuivre ou contester l'auteur d'une faute médicale supposée par exemple).

2) Les expertises pour les Organismes sociaux (**Caisses primaires d'assurance maladie** mais aussi régime agricole et des pensions civiles) dans le cadre de l'article L.141-1 du code de la sécurité sociale pour des conflits relatifs à la durée de l'arrêt de travail, date de consolidation, la nécessité de soins, la nature accidentelle ou non d'un dommage survenu à l'occasion du travail, la reconnaissance d'une maladie professionnelle, une rechute...

Pour ce qui concerne l'attribution du niveau d'invalidité, les taux d'IPP... c'est devant le tribunal des affaires de sécurité sociale (TASS) que ces expertises seront réalisées.

3) Les expertises ayant pour objet la **faute médicale**, peuvent certes être réalisées dans le cadre judiciaire : pénal pour tous les médecins à condition qu'il y ait une faute pénale, civil lorsque les médecins exerçant dans le secteur privé sont mis en cause. Si l'action est fondée sur une faute imputable à un service public administratif (tel qu'un hôpital par exemple) c'est le ***tribunal administratif*** qui ordonnera ces expertises et des magistrats non judiciaires qui les utiliseront. Enfin depuis la loi du 04/03/2002, ces affaires pourront être portées (à certaines conditions) devant les ***Commissions Régionales de Conciliation et d'Indemnisation de l'Alea Médical (CRCI).***

4) Nous verrons aussi les ***CIVI (Commissions d'indemnisation des Victimes d'Infractions Pénales***), qui comme les CRCI à travers l'ONIAM (office national d'indemnisation de l'aléa Médical), le Fond de Garantie pour les AVP et celui pour les victimes d'attentats, étendent la solidarité nationale à certains types de victimes lorsque les responsables de leur préjudice sont inconnus ou non solvables (CIVI et FGA) voire non fautifs (aléa des CRCI).

5) Des médecins conseils participent à l'équipe technique de la **COTOREP** ayant pour but l'attribution de certaines prestations aux adultes handicapés, et variables en fonction de la gravité du handicap (notion de seuil de 80 % d'incapacité ou 50 % et inaptitude au travail pour bénéficier de l'allocation Adulte Handicapé).

6) Enfin, il existe (mais de moins en moins) des expertises dans le cadre ***des pensions militaires*** pour évaluation des séquelles de blessures, de maladies ainsi que pour l'aggravation d'infirmités survenue par le fait ou à l'occasion du service.

Plutôt que de décrire en détail chacune de ces ENJ (ce qui nécessiterait un ouvrage complet en soi) nous essaierons d'en dégager les grandes lignes communes et les caractéristiques utiles à tous les praticiens non spécialistes de l'expertise.

LES EXPERTISES JUDICIAIRES CIVILES

Au titre des articles 1382, 1383 et 1384 du code civil qui stipulent que toute personne qui a causé à autrui un dommage doit le réparer, que ce dommage ait été de son fait par négligence ou par imprudence ou qu'il ait été la conséquence des personnes et des choses dont il a à répondre, les expertises judiciaires devront permettre au juge d'appliquer une jurisprudence constante de la cour de cassation qui veut que la réparation du dommage doit être égale à l'intégralité du préjudice sans jamais pouvoir le dépasser.

Les juridictions civiles

La juridiction civile est saisie par l'une des parties à l'occasion d'un litige et c'est le Tribunal d'Instance ou de Grande Instance qui prendra en charge cette plainte selon l'importance des sommes mises en jeu par le litige (Art R.321-1 du CPP).

Dans le cadre du Tribunal de Grande Instance :

Lorsque le Tribunal de Grande Instance est saisi d'un litige, plusieurs situations sont à envisager :

a) *Il n'y a pas urgence*, l'affaire n'est pas prête et nécessite instruction. Le Président du Tribunal de Grande Instance transmet donc le dossier au *Juge de la mise en état* qui après avoir entendu les avocats peut ordonner une expertise, avant de transmettre l'affaire à l'audience du Tribunal.

A l'inverse, et toujours hors du cadre de l'urgence, le Président du Tribunal de Grande Instance peut considérer que l'affaire est prête à être présentée à l'audience du Tribunal sans instruction supplémentaire.

b) *En cas d'urgence*, le Président *statuant en référé*, peut ordonner une expertise de sa propre initiative et ceci même contre le gré des parties, chaque fois qu'il estime qu'il n'est pas suffisamment éclairé ; il peut aussi l'ordonner à la demande du requérant à titre principal sans qu'un lien de droit soit d'ores et déjà établi entre les parties.

Si l'expertise doit se dérouler en dehors du ressort du Tribunal, le Juge des référés peut donner *commission rogatoire* au Juge des référés du lieu pour désigner lui-même l'expert.

Le Président peut aussi être saisi par *requête* sans qu'il soit nécessaire d'assigner devant lui l'adversaire en vue de lui demander d'ordonner une mesure urgente qui pourra être dans certains cas une expertise ; cette requête doit être motivée.

c) *Au cours de l'audience*, si le Tribunal s'estime insuffisamment renseigné, il peut ordonner une expertise complémentaire, il en sera de même pour *la Cour d'Appel*.

Mission d'expertise

Le Juge signe l'ordonnance d'expertise qui expose les circonstances, nomme l'expert et éventuellement son remplaçant, impartit les délais de dépôt du rapport et énonce les chefs de la mission (le Juge fixe souverainement l'étendue de la mission confiée) ; de façon concomitante, l'expert reçoit signé du greffier en chef la saisine de l'expert lui demandant s'il accepte la mission, lui rappelant le montant de la provision à valoir sur ses honoraires et de ne commencer sa mission que lorsqu'il aura été informé par ce même greffe que cette somme aura bien été versée au Tribunal par la partie chargée de le faire (il s'agit en général du plaignant). Parfois, le plaignant bénéficie de l'aide judiciaire et c'est donc la régie qui paiera, l'expert n'ayant pas à attendre l'avis de consignation de la provision ; c'est le juge qui fixe le montant de la provision et désigne le payeur ; en cas de défaut de consignation, la désignation de l'expert est caduque, la mission n'a donc pas lieue.

Le droit commun est l'ensemble des règles générales qui s'appliquent chaque fois que le cas considéré ne relève pas d'une règle particulière comme par exemple le droit du travail, les expertises contractuelles pour les compagnies d'assurances. Le droit commun est essentiellement régi par des articles contenus dans le code civil et le code pénal.

L'expertise judiciaire civile, en droit commun couvrira donc l'évaluation du **dommage corporel** par un expert qui aura à évaluer quantitativement, mais aussi qualitativement, deux types de préjudice :

- **Les préjudices patrimoniaux ou économiques**, c'est-à-dire soumis à l'action récursoire de la sécurité sociale, qui comprennent les frais médicaux et paramédicaux, l'incapacité temporaire et l'interruption d'activité, l'incapacité permanente.
- Les conséquences **extra-patrimoniales** qui sont les souffrances physiques ou morales, le préjudice esthétique, le préjudice d'agrément, scolaire, sexuel...
- *Il aura en outre à se prononcer sur l'**imputabilité** de ces préjudices au fait déclenchant l'expertise en évaluant la qualité du lien de **causalité** les unissant et sera donc appelé de facto à se prononcer sur l'existence d'un **état antérieur.***

*Dans le cadre des fautes médicales pour des médecins exerçant dans le secteur privé il faudra aussi qu'il détermine **le caractère fautif** de l'acte médical mis en cause.*

Convocations pour l'expertise

Le délai "coutumier" à respecter entre l'envoi de la convocation et la date de l'expertise est de l'ordre de trois semaines. Il est également d'usage que si les médecins conseils de Compagnies d'Assurances se sont manifestés auprès de l'expert en indiquant qu'ils devaient représenter telle ou telle partie, que la date de l'expertise soit fixée en accord avec l'emploi du temps de l'expert et de celui des médecins conseils de Compagnies d'Assurances.

La convocation, comme toutes les opérations d'expertises se doit de respecter l'une des règles majeures de l'expertise civile c'est-à-dire le caractère contradictoire ; les informations doivent donc être partagées par les parties.

La convocation au plaignant doit mentionner le jugement et le Tribunal qui a désigné l'expert, la qualité et le titre de l'expert ainsi que l'heure et la date de l'expertise en précisant qu'il peut se faire assister du médecin de son choix.

LES EXPERTS

Définition

Peuvent faire état de cette qualité sous la dénomination d'"*Expert agréé par la Cour de Cassation*" ou d'"*Expert près de la Cour d'Appel de*", les experts appartenant soit à une liste établie chaque année en matière civile par chaque Cour d'Appel, soit sur une liste nationale dressée par le bureau de la Cour de Cassation.

Toute personne qui aurait fait usage indûment de l'une de ces dénominations sera punie des peines prévues par l'**article 433-17 du Code Pénal.**

Toutefois, et pour relativiser l'importance de ce titre, il faut bien insister sur le fait que ces listes sont établies uniquement pour l'information des Juges, ces derniers pouvant désigner en qualité d'expert **toute personne de leur choix.** On peut également rappeler que **le Juge n'est pas lié par l'avis de l'expert** qui demeure donc un technicien, simple auxiliaire de justice.

Conditions d'inscription sur les listes d'expert judiciaire en matière civile

Il ne faut pas avoir eu de condamnation pénale pour agissements contraires à l'honneur, à la probité, aux bonnes mœurs, ni sanction administrative ou disciplinaire de destitution, radiation ou révocation, ni avoir été frappé de faillite personnelle, redressement ou liquidation judiciaire.

Il faut avoir exercé pendant un temps suffisant dans la spécialité concernée et ceci dans des conditions ayant pu conférer une "suffisante qualification", n'exercer aucune activité incompatible avec l'indépendance nécessaire à l'exercice des missions judiciaires d'expertises, être âgé de moins de 70 ans, exercer son activité principale dans le ressort de la Cour d'Appel ou pour ceux qui n'exercent plus d'activité professionnelle y avoir sa résidence. On ne peut être inscrit sur plusieurs listes de Cour d'Appel ; en cas de changement de ressort, l'expert doit donc en informer dans les meilleurs délais le Procureur de la République du ressort qu'il quitte. L'inscription sur une liste de cour d'appel peut être cumulée avec l'inscription sur la liste nationale. L'inscription sur une liste ne vaut que pour une année.

A noter qu'il ne semble pas y avoir de limite d'âge inférieur, en particulier il n'est inscrit nulle part que l'expert doive avoir plus de 30 ans, condition qui semble être pourtant souvent requise en pratique.

Procédure d'inscription

a) *Liste établie par les cours d'appels*

Les candidats doivent en faire la demande écrite au Procureur de la République près du Tribunal de Grande Instance dans le ressort duquel les candidats exercent leur activité, en faisant mention de la spécialité, des diplômes, des travaux scientifiques, de la justification de la qualification et de l'expérience acquise dans ce domaine.

Après instruction de la demande, le Procureur transmet pour avis au Président du Tribunal de Grande Instance, puis au cours de la 2e quinzaine du mois de septembre au Procureur Général qui en saisit le Premier Président de la Cour d'Appel aux fins d'examen par l'Assemblée Générale de la Cour, qui dresse la liste des experts au cours de la première quinzaine du mois de novembre.

Cette liste classe les experts en fonction de leur(s) spécialité(s) ; récemment remise à jour elle comporte actuellement, pour la santé, 9 rubriques (médecine, psychiatrie, chirurgie, imagerie médicale, biologie et pharmacie, odontologie, sages femmes et auxiliaires médicaux et enfin "experts en matière de sécurité sociale) (articles L141-1 et R141-1 du code de sécurité sociale)" ; de plus, les 8 premières rubriques sont divisées en 50 sous rubriques, certains experts pouvant apparaître dans plusieurs d'entre elles.

Actuellement un expert n'est jamais inscrit d'emblée mais est mis sur une liste dite "d'épreuve". La loi N° 2004-130 du 11 février 2004 dispose qu'à l'issue d'une inscription initiale faite pour une durée de deux ans, toutes les réinscriptions se feront pour une durée de cinq ans après avis d'une commission mixte comportant des magistrats mais aussi 5 experts. Cette commission mixte aura, entre autres, pour mission de vérifier que les connaissances scientifiques sont suffisantes et régulièrement entretenues. Par contre, l'inscription initiale pour la période probatoire est faite uniquement (comme c'est déjà le cas actuellement) par les magistrats sans avis de la commission. Cette loi attend toujours ses décrets d'application (qui ne sauraient tarder).

b) *Liste nationale d'expert agréé par la Cour de Cassation*

Sauf cas exceptionnel, il faut être inscrit depuis au moins 3 ans sur une des listes dressées par les Cours d'Appels ; la demande doit être transmise au Procureur Général près la Cour de Cassation qui, après instruction, fait examiner la demande par le bureau de la Cour de Cassation qui dresse la liste nationale.

c) *Dispositions communes*

Chaque année sans que les intéressés aient à renouveler leur demande, les Assemblées Générales des Cours d'Appels et le Bureau de la Cour de Cassation examinent la situation des experts et peuvent ne pas renouveler certains d'entre eux ; ces derniers, de même que les personnes dont la candidature n'a pas été retenue et les experts nouvellement inscrits recevront une notification par écrit de la mesure les concernant.

La liste des experts de la Cour d'Appel est tenue à la disposition du public dans les locaux du secrétariat-greffe de la Cour d'Appel ; il en va de même pour la liste nationale au secrétariat-greffe de la Cour de Cassation, mais aussi greffes des Cours d'Appels et Tribunaux de Grandes Instances.

Obligations des experts

Lors de leur inscription (et non pas à chaque réinscription annuelle), les experts prêtent, devant la Cour d'Appel de leur domicile, le serment d'apporter leur concours à la justice, d'accomplir leurs missions, de faire leur rapport et de donner leur avis en leur honneur et en leur conscience.

Les experts doivent faire connaître tous les ans avant le 1er septembre, au premier Président de la Cour d'Appel le nombre des rapports qu'ils ont déposés au cours de l'année judiciaire ainsi que pour chacune des expertises en cours, la date de la décision qui a commis l'expert ; il ne semble pas que les obligations de cet article 24 du décret du 31.12.74 soient appliquées de façon systématique.

Récusation

L'expert peut être récusé par une partie devant le juge qui l'a commis, pour les motifs suivants : l'expert ou son conjoint ont un intérêt personnel à l'affaire, sont créancier, débiteur, héritier ou donateur de l'une des parties, sont parent ou allié jusqu'au 4e degré, inclusivement ; il en va de même s'il y avait eu procès préalable entre l'expert, son conjoint et l'une des parties, lorsqu'il y a un lien de subordination avec une des parties, amitié ou inimité notoire.

A noter qu'il est prévu par l'article 234 du code de procédure civile, que si les techniciens s'estiment récusables, ils doivent le déclarer au juge immédiatement et refuser la mission. Cela arrive, non pas tant parce que l'expert se sent incompétent dans le domaine de l'expertise (un cardiologue désigné pour une expertise ophtalmologique, par exemple), mais plus souvent lorsque l'expert a été médecin traitant, ou médecin hospitalier pour la victime concernée et *a fortiori* s'il est déjà intervenu pour une compagnie d'assurances dans cette affaire.

Mesures disciplinaires

Le contrôle des experts est exercé à la fois par le premier Président et par le Procureur Général de la Cour d'Appel.

Un expert peut être radié à tout moment en cas d'incapacité légale, de condamnation qui serait contraire à l'honneur à la probité ou aux bonnes mœurs et en cas de faute professionnelle grave ; ces dernières sont représentées essentiellement par le refus de remplir sa mission sans motif légitime et la non-exécution dans les délais prescrits même après mise en demeure.

La notion de sanctions disciplinaires envers les experts responsables de "*toute contravention aux lois et règlements relatifs à sa profession…*" est d'ailleurs reprise dans la loi du 11/02/2004.

Responsabilité civile — Comme il n'y a pas de contrat entre l'expert et les parties, du fait que contrairement aux rapports patient/médecin traitant il n'y a pas eu de libre choix partagé, la responsabilité civile est d'ordre délictuel ou quasi-délictuel ; il faut donc démontrer qu'il y a eu une faute, un préjudice et un lien de causalité (c'est-à-dire que c'est bien le comportement ou l'avis erroné de l'expert qui a entraîné le préjudice) ; l'expert devra alors réparer ce préjudice conformément aux articles 1382 et 1383 du code civil. Les fautes invoquées sont essentiellement le non-respect des délais pour le déroulement des opérations d'expertises, la non-convocation des parties (d'une façon plus générale le non-respect du caractère contradictoire), des négligences en ne recueillant pas les renseignements ni les avis spécialisés indispensables. Il s'agit donc, non pas d'une obligation de résultats, mais là aussi d'une obligation de moyens.

Responsabilité pénale — Elle peut être théoriquement invoquée au titre du non-respect du secret professionnel ou de la corruption ; en pratique, la jurisprudence dans ce domaine est quasi inexistante. Rappelons néanmoins, en ce qui concerne le secret professionnel, que l'expert doit faire état dans son rapport uniquement des informations légitimement recueillies et qui apportent un éclaircissement sur les questions à examiner.

L'avis de l'expert doit être divulgué uniquement par l'instance qui l'a nommé sauf autorisation du juge.

Sans que l'on puisse parler de corruption, l'expert doit bien prendre garde à ne recevoir aucune rémunération directement d'une partie (par exemple des frais de transports) sauf décision préalable du juge. Après avoir recueilli les observations de l'expert, l'Assemblée Générale de la Cour d'Appel statue, prononçant soit un retrait de la liste des experts, soit une suspension provisoire, soit une radiation ; en cas d'urgence le premier Président peut prononcer à titre provisoire la radiation de l'expert. L'expert radié de la liste ne peut solliciter à nouveau sa réinscription sur une liste quelconque avant l'expiration d'un délai de trois ans ; il peut faire un recours par simple déclaration au secrétariat-greffe, le recours étant formé dans le délai d'un mois.

PARTICULARITÉS DE L'EXPERTISE AU PÉNAL

Il y a tout d'abord de nombreux points communs :

- les experts sont choisis sur les mêmes listes,
- là aussi le juge peut choisir un expert non inscrit,
- il a le choix entre désigner un et plusieurs experts pour une mission donnée,
- la mission des experts est définie par le juge et précisée dans la décision qui ordonne l'expertise,
- un délai pour remplir la mission est imparti, la mission est en général comparable à celle décrite dans l'expertise civile et il en va de même pour la rédaction du rapport,
- le préjudice doit lui aussi être entièrement réparé,
- là aussi la faute médicale peut être recherchée.

Il existe néanmoins d'importantes différences :

Juridictions pénales

L'action publique, qui se déclenche quasi automatiquement chaque fois qu'une infraction a été commise au regard du code pénal, a pour but essentiel la répression ; toutefois, pour faciliter l'indemnisation des victimes, la loi permet à celles-ci d'intervenir dans l'instance pénale en joignant une action civile (c'est-à-dire la demande en réparation de leur préjudice) à l'action publique.

Il y a trois types de juridictions pénales où peuvent se poser des problèmes d'évaluation du dommage corporel ; ce sont par ordre croissant de gravité de l'infraction commise :

- **le tribunal de police** qui aura à juger les contraventions comme celle de violences volontaires ayant entraîné une incapacité totale de travail (ITT) inférieure à 8 jours (article 222-11 du code pénal) ainsi que les atteintes involontaires à l'intégrité des personnes ayant une incapacité de travail inférieure à 3 mois (article 222,19 du code pénal).
- **le tribunal correctionnel** juge les délits (ITT supérieure ou égale à 8 jours pour les violences volontaires, et supérieure ou égale à 3 mois pour les atteintes involontaires à l'intégrité des personnes).
- **la cour d'assises** juge les crimes comme ceux d'homicide volontaire, de coups et blessures ayant entraîné la mort sans intention de la donner mais aussi certaines autres violences graves n'ayant pas conduit au décès (mais pouvant laisser des séquelles), les viols, les tentatives d'empoisonnement...

Si le tribunal estime qu'il n'est pas suffisamment éclairé sur l'importance du préjudice il ordonnera une expertise médicale. Une expertise pourra, pour les mêmes motifs, être diligentée par le juge d'instruction et ceci donc en amont du jugement.

L'expertise pénale n'est pas contradictoire

En d'autres termes, la victime examinée sera convoquée seule (bien que cela ne soit pas mentionné explicitement dans le code, les modalités de convocation décrites pour l'expertise civile sont à appliquer), elle ne pourra se faire assister d'un médecin de son choix, ni d'un médecin de compagnie d'assurance.

Le rapport sera uniquement adressé au juge ayant ordonné la mission, le Juge d'Instruction ayant pour obligation de donner connaissance uniquement des conclusions des experts aux parties et à leurs avocats qui disposent alors d'un délai pour présenter des observations ou formuler une demande, notamment aux fins de complément d'expertise ou de contre-expertise.

A noter que les conclusions des experts peuvent être aussi portées à la connaissance des personnes mises en examen, et, pour les détenus, par le chef de l'établissement pénitentiaire.

Sapiteur - L'expert peut faire appel à un technicien pour être éclairé sur une question échappant à sa spécialité mais, contrairement au civil, il doit au préalable demander l'autorisation du juge, celui-ci pouvant l'autoriser à s'adjoindre les personnes nommément désignées, dont le rapport sera annexé intégralement à celui de l'expert.

Rémunération des expertises d'évaluation du dommage corporel

En aucun cas le plaignant n'avancera la somme, (il n'y a pas de consignation) l'expert n'ayant donc pas à attendre l'avis de consignation et demandant sa rémunération sur un mémoire de frais prévu à cet effet en fonction du travail fourni ; il est d'usage que la rémunération soit équivalente à celle qui a cours dans la juridiction pour les expertises civiles puisque le travail est tout à fait comparable.

Autres expertises

La définition *stricto sensu* des expertises donnée dans le code de procédure pénale inclut tous les avis techniques qu'un praticien peut donner au juge pénal, c'est-à-dire entre autres : - l'identification d'un cadavre à partir de l'examen dentaire, - l'examen d'une femme battue pour l'évaluation de l'ITT (Incapacité totale de travail) au sens du code pénal (Art. 222-11), - la détermination de l'existence d'une faute professionnelle commise par un collègue, - une autopsie, - l'examen d'une victime d'agression sexuelle...

Tous ces actes n'ont bien sûr pas grand-chose à voir avec les expertises de dommage corporel et représentent ce qui est généralement considéré comme le noyau de l'activité Médico-Légale. Urgentes, faisant appel à une technicité spécifique et de plus en plus scientifique elles ont le malheur d'être codifiées, pour leur rémunération, dans le carcan du Code de Procédure Pénale, ce qui les met souvent au quart du tarif qui serait demandé pour un équivalent (temps, connaissances) d'expertise civile de dommage corporel ; ceci explique, du moins en partie, que la concurrence soit moins rude pour être inscrit à la rubrique Médecine Légale des listes d'expert.

LES E.N.J (EXPERTISES NON JUDICIAIRES) : PARTICULARITÉS

Les "experts" des ENJ

Comme dit plus haut ce terme, réservé aux seuls experts judiciaires, est largement utilisé, à tort certes, en pratique courante ; pour les médecins réalisant des missions pour les compagnies d'assurances le terme approprié étant celui de médecin-conseil.

La confusion est encore accentuée par le fait que dans de nombreux ressorts de petite ou moyenne taille, le petit nombre de missions d'expertise judiciaires fait que les experts judiciaires acquièrent ressources et pratique en effectuant indifféremment EJ et ENJ (sauf dans la même affaire bien sûr, cf. récusation). La déontologie de l'expert médical est alors le garant de l'indépendance de ses opérations. Dans certaines grandes villes la valeur de la déontologie médicale paraît insuffisante à certains magistrats qui exigent un choix exclusif d'activité pour les experts judiciaires, le nombre d'EJ dans ces ressorts rendant ce choix financièrement viable. En fait l'éthique de l'expertise doit d'abord être celle des médecins nommés qui doivent se récuser lorsqu'un conflit d'intérêt apparaît et lorsqu'ils se sentent incompétents dans le domaine concerné par leur mission ; l'éthique dans l'expertise doit se manifester par un médecin compétent, entretenant régulièrement ses connaissances et qui, pour des séquelles données, proposera la même évaluation des différents chefs de préjudice que la mission émane du tribunal ou d'une compagnie d'assurances.

Quoi qu'il en soit, experts ou non, les médecins qui font des expertises sont, à quelques rares exceptions, les seuls à avoir une formation spécifique antérieure à leur exercice d'expert (DU de dommage corporel) ; dans beaucoup de cours d'ailleurs, la possession de ce titre est une condition indispensable bien que non écrite à l'inscription sur les listes.

Dans le cadre des ENJ l'étude des équivalents des "listes d'experts judiciaires" est difficile car le système est confus, non systématisé et parfois peu transparent. Officiellement les tribunaux administratifs ne sont tenus par aucune liste. Il existe en pratique des listes officieuses *d'experts* auxquels les tribunaux administratifs ont habituellement recours.

Ailleurs ce sera la liste des experts judiciaires qui sera utilisée comme pour les CIVI mais aussi les CRCI où la liste nationale d'experts en accidents médicaux qui devait être établie par la commission ad hoc (CNAM : commission nationale des accidents médicaux) reste à établir, bien que les CRCI fonctionnent depuis prés de deux ans pour certaines.

En matière de sécurité sociale tout médecin volontaire peut réaliser des expertises même s'il existe une rubrique "sécurité sociale" dans les listes d'experts judiciaires prés la cour d'appel.

Il existe une liste de médecins civils accrédités pour les expertises pour pension militaire.

Les compagnies d'assurances ont une liste officieuse, dite des "réseaux médicaux" des médecins à qui elles confient régulièrement des missions.

Dans le cadre de conventions qui lient entre elles la plupart des compagnies d'assurance et mutuelles, et qui prévoient la désignation d'un expert commun, est établie une liste plus officielle : IRCA (indemnisation et règlement pour compte d'autrui).

Tout médecin peut faire acte de candidature à titre individuel pour être sur cette liste. En fait, et bien que rien ne soit formalisé en la matière, lorsqu'une compagnie envisage de faire appel à un nouveau médecin-conseil, elle lui adresse un certain nombre de missions "Assurances individuelles", dont le déroulement et le compte rendu sont surveillés et évalués par un collègue expérimenté (tuteur local, médecin régional ou national de la compagnie). A l'issue d'une période probatoire d'un an en général, la candidature sera présentée par la compagnie, à l'AREDOC, avec de meilleures chances de succès que celles faites en "franc-tireur".

Pour les arbitrages, la compagnie propose en général une liste limitée à trois ou quatre noms d'experts judiciaires choisis *essentiellement* sur des critères techniques ; l'assuré a donc le dernier mot en choisissant un nom.

Contradictoire ou non ?

Ceci conditionne le déroulement de la procédure, sa lourdeur et représente une cause majeure de contestation des expertises. Il est vrai que l'évaluation de la qualité des rapports (étude non publiée sur 40 rapports de CRCI) montre que c'est par la procédure et non par la qualité de leurs connaissances médicales que pêchent les experts judiciaires, essentiellement ceux inscrits sans avoir passé un DU de réparation du dommage corporel ; ils correspondent alors plus à la définition du sapiteur qu'à celle d'expert et devraient être plutôt utilisés comme tels.

Toutes les expertises sont contradictoires, les parties devant être présentes à toutes les opérations d'expertise et devant partager toutes les informations dont dispose l'expert, sauf les expertises pénales, celles en assurances individuelles et pour les pensions militaires.

Certaines missions comme pour la CPAM (délai de 05 jours entre réception de la mission et la réalisation de l'expertise) ou pour les CRCI (04 mois voire 02 pour les expertises après consolidation) rendent nécessaires certains aménagements à cette règle du contradictoire afin de pouvoir appliquer celle de la "non-lenteur" de la décision et de la réparation si importante pour les victimes et si problématique pour les procédures judiciaires.

Le contradictoire c'est aussi la présence possible aux expertises de toute personne choisie par la personne à expertiser et donc possiblement des avocats.

Il semble incompatible avec la déontologie médicale élémentaire qu'un tiers non médecin assiste à un examen médical ; par contre, lorsque l'avocat représentant une partie se présente aux opérations d'expertise il est tout à fait légitime, après l'examen, de le laisser exposer les dires éventuels qu'il a à présenter et de participer à la discussion ; rappelons, à cette occasion, que le juge ne peut donner au technicien mission de concilier les parties ; il est toutefois d'usage fort répandu que le médecin expert expose, voire justifie sa discussion et ses conclusions en présence des représentants des parties (essentiellement d'ailleurs les médecins conseils des compagnies d'assurance). Bien que non totalement conforme à l'article 244 du Code de Procédure Civile cela a pour effet d'aplanir, voire d'éviter, nombre de conflits ultérieurs et donc par là même d'accélérer le règlement du litige, ce qui se fait au bénéfice de la victime.

LES BARÈMES

En dehors du Droit commun il peut exister une multitude de barèmes : celui des accidents du travail et maladies professionnelles, des pensions militaires, celui des Handicapés Adultes pour la COTOREP, et en théorie un barème par contrat d'assurance (barème alors fourni avec la mission).

En Droit Commun et bien qu'officiellement les experts judiciaires ne soient pas censés y faire référence, il existe un barème dit du "Concours Médical" auquel beaucoup font référence, et de façon systématique les médecins conseils des compagnies d'assurances. Ce barème est aussi souvent utilisé dans les assurances contractuelles et alors formellement mentionné dans la mission ; il est aussi, par décret, celui des CRCI.

Toutefois et en dehors de toute la polémique qu'il a suscitée dans sa version 2001, ce barème ne comporte pas d'échelles d'évaluation des souffrances endurées, du préjudice esthétique ni du préjudice sexuel. Il est parfois très insuffisant lorsque des pathologies non post-traumatiques sont à évaluer.

Un autre barème est donc également très utilisé, celui de la Société de Médecine Légale et de Criminologie de France et de l'AMEDOC dans sa version 2000 (Ed ESKA).

TRANSMISSION DE DOCUMENTS MÉDICAUX

Expertises devant les juridictions civiles et les ENJ

C'est théoriquement aux parties de les fournir ; depuis la loi du 04/03/2002 c'est un droit du patient que d'avoir accès à son dossier médical dans un délai de 08 jours maximum sauf si le dossier date de plus de cinq ans (deux mois de délai). Le patient peut soit y accéder directement soit en obtenir des copies moyennant le paiement des frais qui en découlent. Comme auparavant, avec une autorisation signée du patient de consulter un dossier médical, l'expert ne peut se voir refuser par un service hospitalier ou un cabinet médical la transmission de ces éléments.

Dans le cadre des expertises judiciaires civiles, s'il a des difficultés pour se procurer ces éléments, il doit en référer au juge qui a pouvoir de l'ordonner (s'il y a lieu sous contrainte), d'autoriser l'expert à passer outre ou de lui demander de déposer son rapport en l'état.

Il faut donc noter que l'expert judiciaire civil n'a pas plus de droit d'accès au dossier médical que tout autre médecin faisant des *"expertises"* pour les compagnies d'assurances ou autres missions. La loi de mars 2002 a renforcé le principe que le patient est titulaire et gérant des informations médicales qui le concernent.

Expertise devant les juridictions pénales

C'est le seul cas où ce principe est pris en défaut puisqu'un juge d'instruction a la possibilité de saisir tout document contenant des éléments utiles et nécessaires à la conduite de son enquête (cour de Cassation 24/04/1969), ceci en présence d'un membre du conseil départemental de l'ordre.

L'expert se verra alors transmettre ces documents sous scellés et devra faire mention dans son rapport de toute ouverture des scellés dont il dressera inventaire.

A noter également qu'un expert judiciaire au pénal peut recevoir, à titre de renseignement et uniquement pour l'accomplissement strict de sa mission, les déclarations de personnes autres que la personne mise en examen ; il peut également, hors de la présence du juge et des avocats, examiner un inculpé et lui poser les questions nécessaires à l'accomplissement de sa mission ; ceci est spécifique aux médecins et psychologues puisque les autres experts ne pourront interroger la personne mise en examen que par l'intermédiaire du juge d'instruction.

* *
*

Malgré des textes spécifiques et précis sur la définition de l'expertise et de l'expert judiciaire, la pratique montre que ce n'est pas l'expert qui fait l'expertise mais l'inverse : un expert est quelqu'un qui fait de bonnes expertises, que ce soit pour la justice ou les autres mandants (majoritaires en nombre). Le fait que les magistrats non liés par les listes d'experts usent largement de ce droit contribue à l'impression que l'expertise n'est pas une profession réservée à un nombre limité de personnes, la circulaire de la chancellerie du 2 juin 1975, et les dispositions de la loi du 11 février 2004 insistant sur ce caractère non professionnel et la nécessité d'entretenir ses connaissances par la pratique.

Mais qu'est-ce qu'une bonne expertise : un acte mariant les qualités techniques médicales plus celles du respect de la procédure (et du bon sens). Parfois rassemblées en un seul homme (le rare spécialiste qui connaît la procédure), ces qualités seront presque toujours retrouvées dans le couple expert/sapiteur (expert généraliste plus sapiteur spécialiste) ou un collège d'expert (plus lourd et donc long à manipuler). Le médecin expert, judiciaire ou non, se doit d'abord de justifier qu'il est un bon technicien, c'est-à-dire qu'il est compétent dans le domaine de sa mission. Mais ce qui fait sa spécificité c'est sa connaissance de la procédure, des questions spécifiques soulevées par les missions d'expertises et aussi sa capacité de rendre, dans les délais impartis, un rapport répondant à toutes les questions (et uniquement à elles) et compréhensible par toutes les parties, en particulier par les mandants.

La qualité de l'expert dépendra aussi du respect d'impératifs éthiques (conscience, objectivité, impartialité) explicitement cités dans le Code de Procédure Civile mais d'une portée allant bien au-delà du simple domaine de l'expertise, car appliqués par tout médecin respectueux du code de déontologie et sans que l'intervention du contrôle de tiers n'ait été vraiment nécessaire jusqu'à ce jour.

BIBLIOGRAPHIE

[1] BARÈME D'ÉVALUATION MÉDICO-LÉGALE - Paris : ESKA, 2000. — [2] BARÈME INDICATIF DES DÉFICITS FONCTIONNELS SÉQUELLAIRES EN DROIT COMMUN - Concours Med. Paris : 1993 et 2001. — [3] BERRY A., CREUSOT G., SAPANET M. - *L'expertise dentaire et maxillo-faciale* (coll. Les abrégés). Paris, Masson : 1996. — [4] CREUSOT G. - *Dommage corporel et expertise médicale* (coll Les abrégés). Paris, Masson : 1989. — [5] DALIGANT L., LORIFERNE D., RAYNAUD C.A., ROCHE L. - *L'évaluation du dommage corporel (coll. De médecine légale et toxicologie médicale)*. Paris, Masson : 1988. — [6] GASQUET, MASSON, VASSAL. - *Le secret professionnel ou un absolu quelque peu relatif.* Information dentaire 1996 ; 8 ; 173-176. — [7] OLLIER A. - *L'expertise judiciaire en odontologie et stomatologie. Réparation du dommage corporel.* Encycl. Med. Chir. (Paris, France), Stomatologie-odontologie II, 23850 A, 10, 11, 1985, 6 p. — [8] ROGIER A. - *Dommage Corporel. Eléments médicaux à l'usage du juriste et du médecin*. Paris : ESKA, 2001. — [9] VOULET J. - *La pratique des expertises judiciaires (8e édition)*. Paris : Masson, 1983. — [10] ZERILLI A., BACCINO E. - *Secret professionnel du chirurgien-dentiste.* Encycl. Med. Chir. (Paris, France), Stomatologie-odontologie II, 23, 842, A05, 1995, 4 p. — [11] ZERILLI A., BACCINO E. - *Responsabilité du chirurgien-dentiste.* Encycl. Med. Chir. (Paris, France), Stomatologie, odontologie II, 23, 843, A, 10, 1996, 6p.

RÉPARATION DU DOMMAGE CORPOREL : ÉVALUATION MÉDICALE DES CHEFS DE PRÉJUDICE

PAR

E. BACCINO*

Que les expertises médicales (ou les experts), soient judiciaires ou non (assurances, CRCI, CPAM, COTOREP...), leur mission comporte, à quelque variante près, la demande d'évaluation des différents types de dommages que le régleur transformera en chefs de préjudices à indemniser.

D'un point de vue médical, on peut les séparer entre :

- Préjudices **"temporaires"** qui sont : arrêt de travail (AT), incapacité temporaire totale ou partielle (ITT et ITP), certains frais médicaux, aides humaines et techniques.
- Préjudices **"définitifs"** : incapacité permanente partielle (IPP), souffrances endurées ou quantum doloris (QD), préjudice esthétique (PE), retentissement professionnel (RP) et sur les loisirs ou préjudice d'agrément (PA), frais médicaux futurs, aide humaine (tierce personne) et aménagements (domicile, véhicule), aides techniques. L'individualisation du préjudice sexuel (PS) n'est pas admise par tous.

La **consolidation** permettant de séparer les préjudices transitoires des définitifs.

LES PRÉJUDICES ET LEURS BARÈMES

D'un point de vue juridique, est bien que cela ne concerne pas l'expert, qui doit se préoccuper uniquement de l'évaluation technique du dommage (et ne pas se préoccuper du retentissement que son expertise aura sur la personne, sous peine de risquer d'y perdre une partie de son objectivité), il est classique de les séparer en préjudices **"personnels"** ou **"extra-patrimoniaux"** relatifs à l'atteinte corporelle subie par la victime (QD, PE, PA, PS) non soumis au recours des organismes sociaux (action récursoire) et en préjudices **"économiques"** ou **"patrimoniaux"** (les autres) soumis eux à cette action récursoire de la sécurité sociale qui fait qu'elle se rembourse des frais engagés pour soigner la victime en récupérant une partie de l'argent attribué à la victime (qui donc n'en bénéficiera pas à titre personnel).

Ce découpage du dommage en plusieurs "chefs" correspond à une volonté "cartésienne", et relativement spécifique aux pays de droit romain d'évaluer le plus objectivement et équitablement possible l'ensemble du préjudice (que le responsable devra intégralement réparer). Il faut donc quantifier et mesurer de façon précise et reproductible, ce qui a conduit à l'établissement de **barèmes,**

* Service de Médecine Légale - Hôpital Lapeyronie, CHU de Montpellier 34295 Cedex 5

documents de références donnant pour le plus possible de situations cliniques standardisées, des ordres de grandeur d'évaluation (essentiellement IPP). Ayant pour grand ancêtre le barème de l'AMA (Guides to the Evaluation of Permanent Impairment – American Medical Association, édité depuis 1971) et dont la version actuelle comporte plus de 600 pages, ils sont le résultat, en général consensuel, du travail de groupes de médecins, professionnels de l'expertise, universitaires ou non, qui, à l'occasion de chaque nouvelle édition adaptent les taux (car ils concernent surtout l'IPP) aux données actuelles de la science.

En dehors du Droit Commun (tout ce qui ne relève pas de contrats ou législations particulières) il peut exister une multitude de barèmes : celui des accidents du travail et maladies professionnelles, des pensions militaires et en théorie un barème par contrat d'assurance (barème alors fourni avec la mission).

En Droit Commun, et bien qu'officiellement les experts judiciaires ne soient pas censés y faire référence, il existe un **barème dit *"Indicatif d'évaluation des taux d'incapacité en droit commun"* paru au "Concours Médical"**, dont une majorité se sert, et, de façon systématique les médecins conseils des compagnies d'assurances. Ce barème est aussi souvent utilisé dans les assurances contractuelles et alors formellement mentionné dans la mission ; il est celui des CRCI et enfin celui du protocole d'accord assureurs organismes sociaux utilisé dans le cadre des réclamations des caisses.

Dans sa dernière version (2001, 6e édition), ce barème ne donne d'indication que pour les taux d'IPP et ne comporte plus d'échelle d'évaluation des souffrances endurées (alors qu'il en fournissait une dans sa version de 93), et toujours pas d'échelles pour le préjudice esthétique ni sexuel. Il est parfois très insuffisant lorsque des pathologies non traumatiques sont à évaluer.

Il sera donc utilement complété par le ***"barème d'évaluation médico-légale"*** publié en 2000 par la société de médecine légale et de criminologie de France et de l'AMEDOC dans sa version **2000 aux éditions ESKA**. Ce barème, plus détaillé, évalue, comme celui du "Concours Médical", l'IPP par le biais de la lésion anatomique (exemple : angle de flexion maximale dans une raideur du genou) mais aussi en tenant compte du retentissement sur la fonction (retentissement sur la marche dans cet exemple) permettant pour chaque cas une double évaluation. Cette double approche, retenue dans d'autres barèmes (MELENNEC 1983, en partie dans le barème du Concours Médical de 1993), offre, *a priori*, une meilleure garantie d'éviter des erreurs grossières, surtout pour les experts les moins expérimentés.

A noter que, fort heureusement, nous avons montré que la même lésion séquellaire évaluée par ces différents barèmes de droit commun, ne donnera pas lieu à des taux d'IPP très différents dans la majorité des cas.

Evaluer le dommage sous-entend que l'expert aura, en outre, à se prononcer sur l'**imputabilité** de ces préjudices au fait motivant l'expertise en évaluant la qualité du lien de **causalité** les unissant et sera donc appelé, *de facto* à se prononcer sur l'existence d'un **état antérieur.**

RECUEIL DES DONNÉES : RÉALISATION DE L'EXPERTISE

Une bonne évaluation des chefs du dommage nécessite d'abord de bonnes connaissances techniques dans le domaine médical concerné. Un respect rigoureux de la procédure propre à chaque type d'expertise et un rapport clair, compréhensible par des non-médecins et répondant aux questions posées (*cf. plus haut*) sont également indispensables à la satisfaction des parties intéressées à la mission. Sans cela (les connaissances médico-légales) le meilleur praticien qui soit ne sera, au mieux, qu'un bon sapiteur mais jamais un bon expert.

Après une présentation des personnes présentes, un rappel de la mission confiée à l'expert et une vérification que les obligations procédurales sont respectées (respect du contradictoire en particulier) l'expertise débutera par :

Antécédents et biographie

Conformément aux règles habituelles de l'observation médicale, dont l'expertise représente une des formes les plus abouties, c'est ce chapitre initial qui permet au lecteur de savoir à qui il a affaire (terrain, état antérieur), ce qui est logiquement indispensable avant d'aborder les conséquences d'un événement pathologique ou traumatique chez un individu.

Le fait de retrouver ce chapitre plus loin dans le rapport nuit à la clarté du rapport et n'apporte rien à l'objectivité de celui-ci.

C'est un élément fondamental et souvent long de l'expertise ; il comporte la précision des antécédents médicaux, chirurgicaux et traumatiques ; tous doivent être recueillis, mais seuls ceux susceptibles d'avoir une interférence avec la mission d'expertise seront mentionnés dans le rapport. Il s'agira tout d'abord des pathologies connues, ayant donné lieu à traitement, voire attribution de taux d'IPP, de pension d'invalidité, qui représenteront **un état antérieur**, si elles concernent la fonction touchée par le fait motivant l'expertise présente. Seront aussi retenus **les terrains psychiques ou anatomiques,** asymptomatiques, voire inconnus du patient, pouvant fragiliser la personne pour le traumatisme en question ou modifier la symptomatologie qui en résulte.

Le recueil de ces données à un moment de l'expertise où l'on n'a pas encore abordé les faits la motivant est une certaine garantie (non absolue) de la sincérité des antécédents spontanément rapportés par le patient.

Age, situation familiale et latéralisation seront également mentionnés à ce niveau.

L'on s'attachera aussi à définir les **activités de loisirs**, physiques ou non et surtout les activités **professionnelles** en précisant bien ce qu'elles comportent comme actes physiques, soulèvements de charges, durée de la position debout, durée de conduite de véhicules, etc.

Commémoratifs (rappel des faits)

L'histoire de l'accident (ou de la maladie) et de ses suites (traitements, complications, séjours en maison de repos, durée d'arrêt de travail, date de reprise du travail, rechutes, etc.) seront reconstituées d'après les dires de la victime et l'examen des documents médicaux fournis.

Documents consultés

Ce chapitre mentionnera tous les certificats, résultats des radiographies ou autres examens paracliniques qui n'auraient pas été cités dans les commémoratifs. Il est en effet plus efficace pour la compréhension des commémoratifs que ces documents soient intégrés au chapitre précédant en apparaissant selon un ordre chronologique.

Il est aussi de la compétence de l'expert de sélectionner dans les comptes rendus qu'il cite les phrases utiles à sa mission, sous peine d'alourdir (et donc de rendre indigeste) son rapport. Des artifices de présentation tels qu'inclinaison des polices des lettres lorsque l'on cite un tiers, ou des points de suspensions lorsque l'on saute une partie de document jugée sans intérêt, ne sont pas sans importance pour la clarté et donc l'efficacité du rapport.

Désaccords éventuels et concordances avec les rapports des praticiens ayant réalisé les examens paracliniques seront mentionnés, l'expert n'étant pas lié par l'avis des médecins ayant participé aux soins, ceci s'appliquant aussi bien aux comptes rendus de radiographies qu'à la durée des arrêts de travail et aux liens de causalité éventuels.

Doléances

Il s'agit de la détermination des signes fonctionnels avec plusieurs particularités par rapport à un simple examen médical : l'on ne se contentera pas de recueillir les signes relatifs à la fonction (d'une articulation, d'un organe) mais aussi ceux permettant d'évaluer le retentissement sur les activités professionnelles, les activités de loisirs et sur les gestes essentiels de la vie quotidienne.

Il est bon pour ce faire d'avoir des "protocoles" systématisés d'interrogatoire : par exemple débuter par la gêne nocturne, puis passer au réveil, durant la journée en fonction des activités et enfin sur la période de la soirée.

Examen

Il s'agit d'un examen clinique qui se concentre sur les appareils ou organes en relation avec le motif de l'expertise avec comme particularité la nécessité de mesurer autant que faire se peut (en centimètre, degrés, kilos, newtons, etc.) le plus de variables possibles (circonférences de membres, longueur de cicatrices, angles d'amplitude de mouvements, force de préhension, etc.), chaque fois que possible par rapport au côté sain.

Le but est d'objectiver au mieux les constatations et permettre ainsi des comparaisons ultérieures (par exemple à l'occasion d'une contre-expertise, ou pour un examen après consolidation).

Discussion

C'est le chapitre où l'expert synthétise les données précédentes (sans pour autant se répéter) et répond aux différentes questions de la mission qui sont en règle générale :

Etat Antérieur — Ne sont reconnus comme tels que ceux qui étaient symptomatiques avant les faits : par exemple la constatation d'arthrose du rachis cervical sur le cliché initial d'une victime de "coup du lapin" est intéressante pour éviter d'imputer cette arthrose au traumatisme mais ne peut être reconnue comme état antérieur si la victime n'avait jamais eu d'investigation ni traitement en rapport avec cette arthrose (d'autant que la discordance radio-clinique pour cette région du corps est bien connue). Un véritable état antérieur, tel que défini ci-dessus, viendra par contre en déduction de l'incapacité constatée au jour de la présente expertise, le rôle de l'expert étant de faire la part (quantitativement) de ce qui revient au fait en cause et à l'état antérieur.

Imputabilité — En droit commun sont imputables les lésions qui ont un lien **direct, certain et exclusif**, avec le fait déclenchant ; la notion du "probable" si fréquente en médecine de soin (où le praticien sait qu'il doit être ouvert à toutes les éventualités favorables à son patient) ne peut pas être retenue ici ; en d'autres termes ce n'est pas parce qu'il est *"fort possible"* qu'une lésion donnée soit consécutive à un fait traumatique qu'elle sera retenue comme imputable à ce fait dans le cadre d'une expertise.

Pour aider l'expert à argumenter certains critères "classiques" peuvent être utilisés (surtout lorsque le fait déclenchant est un traumatisme) : - concordance de lieu entre zone traumatisée et séquelle constatée ; - continuité évolutive et délai acceptable entre le traumatisme et l'apparition des symptômes ; - diagnostic précis et certain de la nature des séquelles ; - existence d'une explication physiopathologique (l'on sait que ce type de traumatisme dont la réalité et l'intensité sont connues peut entraîner ce type de lésion).

Mais restent les problèmes liés à l'état antérieur, à un autre fait (intercurrent) traumatique ou non survenu après le fait motivant l'expertise, à des pathologies dont la physiopathologie est mal ou pas connue. A titre d'exemple, une victime ayant fait constater 15 jours après un accident plusieurs fractures dentaires ne verra ces fractures imputables à l'accident que si elles ont été décrites dans le certificat médical initial car un autre traumatisme survenu entre temps a très bien pu en être la cause... Les insuffisances non exceptionnelles des certificats médicaux initiaux (CMI) souvent rédigés dans l'urgence (et parfois dans la négligence) pourront donc avoir des conséquences fort préjudiciables pour l'indemnisation des victimes.

Un syndrome dépressif dont les premiers symptômes sont apparus 6 mois après un traumatisme facial (sans traumatisme crânien) ayant laissé des séquelles esthétiques et fonctionnelles ne sera pas imputé à l'accident systématiquement même si la victime et le psychiatre traitant estiment que le lien existe. En effet, le délai très important entre l'événement supposé déclenchant et les signes psychiatriques permet de supposer que d'autres facteurs intercurrents (problèmes professionnels, familiaux) sans relation avec les faits ont pu jouer un rôle, faisant alors que le lien de causalité n'est plus certain et exclusif. Un avis sapiteur spécialisé montrant que ce syndrome est typiquement de nature post-traumatique (névrose post-traumatique ou Post Traumatic Stress Disorder avec remémorations et attitudes d'évitement ayant pour thème le fait déclenchant) permettra par contre de retenir l'imputabilité.

L'on voit donc que dans le domaine de l'expertise en droit commun, le doute ne profite pas à la victime.

Incapacité temporaire (ITT, ITP, AT) — Elle est relativement aisée à déterminer lorsqu'il s'agit d'une incapacité temporaire professionnelle ou économique, l'expert devant alors préciser la période durant laquelle l'arrêt de travail (AT) était justifié à temps complet ou à temps partiel et si oui, à quelle hauteur (quart de temps, mi-temps, trois quarts de temps). La confrontation des dires du patient (*cf. antécédent biographie*) aux certificats et autres données du dossier médical permet à l'expert de se prononcer, la plupart du temps (mais pas toujours) en confirmant les dates proposées par le médecin ou chirurgien traitant.

Le problème est plus complexe lorsque la victime n'a pas d'activités rémunérées, qu'elle soit scolaire, retraitée ou chômeur ("chercheur d'emploi") ; pour ces derniers les compagnies d'assurances demandent à l'expert de déterminer la durée d'inaptitude à "un emploi adapté à ses compétences" (document AREDOC) ; pour les enfants la détermination de la période d'interruption justifiée des activités scolaires sera en général retenue en précisant si elle a été totale ou partielle ; pour les autres victimes sans emploi rémunéré (femmes au foyer, retraités...), la durée de l'ITT (incapacité temporaire totale) est la période durant laquelle elle n'a plus pu exercer "ses activités habituelles". Il est classique de dire que cette ITT que l'on pourrait qualifier de "civile" est différente de l'ITT (Incapacité Totale de Travail) du code pénal qui a pour objectif de permettre au magistrat de qualifier la faute dans les violences envers les personnes (limite des 8 jours pour les violences volontaires et de 3 mois pour les involontaires). On y retrouve pourtant les mêmes problèmes de définition : le blessé doit-il être totalement dépendant, auquel cas cette ITT civile représentera la durée de l'hospitalisation et de l'alitement au domicile ou bien correspond-elle (comme dans la jurisprudence de la Cour de Cassation pénale de 1960 et 1982) à une période d'autonomie réduite pendant laquelle il a besoin de l'aide d'une tierce personne pour effectuer au moins l'un des actes élémentaires de sa vie quotidienne (s'habiller, se laver, se nourrir, se déplacer, aller aux toilettes, susciter du secours) ? Il semble que la tendance actuelle penche plutôt en faveur de la deuxième attitude ; il est alors pratique pour l'expert de se poser la question de savoir pendant combien de temps cette personne peut vivre seule chez elle pour définir cette durée d'ITT "civile".

Autres préjudices temporaires — L'expert doit informer le régleur des durées d'hospitalisations et des traitements prescrits y compris les séances de kinésithérapie, les soins infirmiers à domicile. Ceci est d'une importance fondamentale pour permettre aux compagnies d'assurance, de provisionner le dossier et pour éviter des problèmes dans l'évaluation des créances des organismes sociaux qui vont faire valoir leur action récursoire sur ce type de préjudice.

Par ses obligations déontologiques envers les médecins traitants intervenus dans le dossier, l'expert n'est pas tenu de formuler un avis, s'il estime que certains traitements ne sont pas justifiés, situation qui se rencontre essentiellement lorsque sont mises en œuvres les médecines non conventionnelles.

Consolidation — Elle correspond à la date à partir de laquelle aucun traitement n'est susceptible de faire évoluer significativement l'état de la victime ; il ne s'agit donc pas systématiquement de la date de la guérison (consolidation sans séquelles) ni de la date à laquelle tous les traitements sont arrêtés puisque certains traitements peuvent être poursuivis, uniquement alors pour maintenir l'état de la victime (et non pas l'améliorer). La date de consolidation osseuse est parfois confondue, à tort, par le médecin ou chirurgien traitant avec la consolidation médico-légale telle que définie ci-dessus ; en effet l'état fonctionnel du patient continuera de s'améliorer (kinésithérapie, reprise de l'activité physique professionnelle et sportive). Consolider trop tôt (comme dans l'exemple ci-dessus mais aussi en cas de syndrome dit subjectif des traumatisés du cou consolidé, par exemple, à 6 mois) aura en général pour conséquence une surévaluation du préjudice, et des difficultés pour le régleur qui n'aura pas la possibilité de se faire rembourser la somme indûment payée. Il ne faut toutefois pas exagérer le risque de passer outre une complication tardive en consolidant dans des délais raisonnables (troubles de croissance chez un enfant victime d'une fracture d'un os long avec possible lésion du cartilage de croissance), car même si l'expert n'a pas mentionné ce risque, le patient dispose de délais considérables (trente ans pour les affaires civiles, 10 ans pour les affaires de responsabilité médicale) pour faire valoir ses droits au moyen d'un certificat médical argumentant en faveur de l'imputabilité, ce qui déclenchera une nouvelle expertise. Le dossier peut être réouvert en aggravation à tout moment. Trop différer la consolidation empêche le patient d'être indemnisé de son préjudice (sauf indemnisation partielle rapide dans le cadre de la loi Badinter). Lorsqu'il n'y a pas de certificat ni élément du dossier permettant de fixer une date de consolidation précise, "au jour prêt", il est d'usage de retenir le jour de la date de l'expertise. L'expert peut alors certifier de ce qu'il constate ; pour ce cas précis ; l'autre alternative qui est de proposer une date basée sur les données de la littérature (délai moyen pour un certain type de pathologie) est contraire au principe qui fait que l'on expertise une personne et non une fracture ou une maladie.

L'incapacité permanente partielle (IPP) — L'IPP est un état séquellaire permanent après consolidation. Le rôle de l'expert est d'évaluer la réduction du potentiel physique physiologique, sensoriel ou intellectuel dont reste atteint une victime et ceci abstraction faite en droit commun de toutes considérations personnelles ou professionnelles. En effet l'amputation du bras droit chez un droitier se verra attribuer le même taux d'IPP (barèmes Concours Médical et Société de Médecine Légale et de Criminologie de France) qu'elle survienne chez un travailleur manuel, un intellectuel ou un chômeur. Par contre dans le cadre des accidents du travail et celui des assurances individuelles il en va autrement.

Le taux est facilement déterminé lorsqu'il s'agit d'une pathologie localisée en un seul endroit (ne touchant qu'un organe, qu'un os long). Que l'on se contente de l'approche anatomique du Concours Médical ou de la double approche fonctionnelle et anatomique de la SMLCF (*cf. plus haut*) les taux montre peu de variations entre différents experts ou barèmes.

En cas d'infirmités multiples, consécutives au même fait traumatique les règles de l'expertise de droit commun n'admettent pas (contrairement aux pensions militaires d'invalidité) des taux d'IPP supérieur à 100 % ou des taux d'IPP trop élevés en regard d'atteintes fonctionnelles graves localisées en un seul site. De ce fait l'ajout mathématique du taux de chaque infirmité n'est acceptable que si les lésions portent sur des fonctions totalement indépendantes (préhension de la main droite et la marche par exemple) et pour des taux d'IPP (par lésion) modérés. Si par contre les lésions anatomiques touchent la même fonction (plexus brachial + raideur du coude et amputation d'un doigt sur le même membre par exemple) la règle de Balthazard peut être utilisée où l'IPP globale = IPP la plus élevée plus IPP venant ensuite par ordre d'importance décroissante, mais en pourcentage de la capacité restante après soustraction de la première IPP à 100 % (Exemple ; Un plexus brachial à 40 % d'IPP plus une raideur du coude à 15 % d'IPP sur le même membre ; IPP globale égale 40 % + 15 % (100-40 = 60 %) = 40 % + 9 % soit 49 % et non 55 % obtenu si ajout mathématique simple).

Pour les situations complexes avec IPP multiples majeures touchant des fonctions communes mais aussi des indépendantes, il est habituel de raisonner en "Capacité restante" par référence à un individu intègre physiquement soit à 100 %. La Grille de référence donnée au début du barème SMLCF peut être utile à titre d'orientation et pour donner un ordre de grandeur ; il en va de même pour l'attitude qui consiste à comparer ces infirmités multiples aux taux de certaines lésions majeures (paraplégie, hémiplégie, tétraplégie) afin de voir si la gêne qui en résulte leur est supérieure ou non.

Le préjudice au titre de la douleur ou quantum ou pretium doloris (QD) — Sont pris en charge pour l'évaluation de ce traumatisme toutes les souffrances physiques et psychiques subies par la victime *entre le fait causal et la consolidation*. Toutefois certaines douleurs séquellaires persistant après la consolidation chez des patients qui ne justifient pas de taux d'IPP peuvent être prises en compte ; cela est le cas par exemple pour des douleurs survenant uniquement après des efforts physiques très importants ou pour des douleurs intermittentes en voie de régression et dont on est sûr qu'elles sont appelées à disparaître. La quantification de la "douleur" reposera sur des critères objectifs vérifiables par les documents médicaux fournis ; l'expert ne pourrait quantifier si ce n'était pas le cas. Il prendra en compte la nature du traumatisme, le type des soins, la nécessité ou non d'intervention avec ou sans anesthésie générale, la durée d'hospitalisation et celle de l'arrêt de travail, la prise d'antalgique, les durées d'immobilisation, le nombre des séances de rééducation et éventuellement le retentissement psychologique lorsqu'il se manifestera de façon pathologique (épisode de stress post-traumatique régressif par exemple).

Pour qualifier le QD il est recommandé d'utiliser une cotation chiffrée de 0 à 7 (avec une précision au demi-point près) plutôt que les qualificatifs suivants : "très léger, léger, modéré, moyen, assez important, important ou très important". Même si certaines missions d'expertises judiciaires demandent encore de les utiliser, on comprend aisément que la victime d'un coup de fouet cervical acceptera mieux un QD coté à 1.5 ou 2/7 plutôt que qualifié de "léger", pour une entorse cervicale ayant justifié 48 heures d'hospitalisation, une d'immobilisation de quinze jours par collier cervical, autant d'arrêt de travail et une quinzaine de séances de kinésithérapie !

Dans sa version consensuelle (de 1993), le barème du Concours Médical donnait différentes situations traumatiques types correspondant à cette cotation de 0 à 7. Cette table de référence fort pratique a disparu (?) de la version 2001 mais fort heureusement une page y est consacrée dans le barème de la SMLCF. L'expérience montre qu'en utilisant cette table la variabilité entre expert est très rarement supérieure à 0.5/7 et que, par conséquent, on ne peut envisager de contester un QD que s'il existe une divergence de 1/7 au moins.

Le dommage ou préjudice esthétique (PE) — Le retentissement esthétique sera évalué abstraction faite du retentissement psychologique et du vécu de la victime qui seront pris en compte par le *quantum doloris*. Le retentissement professionnel ne sera pas retenu au moment de cette évaluation car il sera indemnisé en tant que préjudice individualisé (*cf. plus loin*). L'expert ne devra non plus tenir compte de l'âge et du sexe : en d'autres termes une cicatrice non disgracieuse mais visible à distance relationnelle sur la joue droite sera évaluée à 2/7 que la victime soit un vieillard dément ou une jeune fille de 20 ans s'apprêtant à convoler ; ce sera au régleur de faire varier la valeur vénale du point en fonction de ces données. Le PE sera lui aussi évalué sur une échelle de 0 à 7 (ou qualificatifs correspondants) avec une précision au demi-point près. Seul le guide barème de la SMLCF donne des situations cliniques types permettant d'évaluer ce préjudice esthétique par analogie, avec là aussi une bonne reproductibilité entre experts. Sont pris en compte pour le quantifier, certes les cicatrices (jamais consolidées avant un an) mais aussi les déformations (membre, rachis), la boiterie et, bien sûr, la nécessité de cannes et *a fortiori* de fauteuil roulant ou de brancard. La description de l'expert doit être minutieuse et extrêmement précise en n'hésitant à utiliser schéma et photographie si nécessaire. *L'expert doit donc veiller, ici plus qu'ailleurs, à éviter toute dérive subjective.*

Le préjudice d'agrément — Bien que certaines missions d'expertise judiciaire continuent de demander que son évaluation soit faite là aussi sur une échelle de 1 à 7, il est admis par tous les experts qu'il y a impossibilité à le faire, l'expert ne pouvant vérifier quelle était exactement la nature des loisirs antérieurs aux faits et devant se baser uniquement sur les dires de la victime ou éventuellement des attestations de tiers non médicaux. L'expert doit donc se contenter, en confrontant les activités alléguées lors de ces loisirs aux lésions qu'il a constatées, de dire si les séquelles ont un retentissement sur les loisirs déclarés par le patient, précisant au mieux si ce retentissement est nul, moyen ou s'il en interdit totalement la pratique. Il s'agit donc essentiellement d'un travail descriptif permettant au régleur d'indemniser au vue du rapport de l'expert et des attestations prouvant que la personne pratiquait avant les faits une activité de loisir spécifique ne faisant pas partie de la vie courante (faire partie d'un club de marche en montagne versus, pratiquer la marche pour faire les courses par exemple).

L'évaluation du préjudice professionnel se heurte aux mêmes problèmes : là aussi la nature des activités prise en compte est basée uniquement sur les dires de la victime puisqu'il n'est pas d'usage que l'expert se déplace sur les lieux du travail (ceci pouvant être du rôle du régleur) ; de même qu'il l'a fait pour le préjudice d'agrément, l'expert indiquera, par rapport aux séquelles qu'il aura constaté, si ce retentissement et d'après lui inexistant, moyen, ou bien interdit totalement l'activité professionnelle déclarée. Le travail de l'expert sera identique lorsque se posera la question du reclassement professionnel. Des difficultés peuvent apparaître lorsque l'expert est en désaccord avec le médecin du travail (l'argumentaire devra alors être particulièrement développé), lorsque les activités réelles ne sont pas celles officiellement déclarées ou dans certaines professions nécessitant à la fois des activités physiques et de gestion dans des proportions variables (artisan du bâtiment dirigeant 10 employés par exemple) ; recueillir les dires de façon détaillée, décrire et analyser sans quantifier permettront, le plus souvent, au régleur de les résoudre.

Les frais futurs (occasionnels, viagers, aide à la personne) — L'expert doit prévoir et préciser pour le régleur les frais en rapport avec les faits qui seront source de dépenses futures. Il peut s'agir de *tierce personne*, pour laquelle il faudra préciser la qualification (infirmière, kinésithérapeute, garde malade, simple surveillance vigilante pouvant être alors le fait d'un membre de la famille...) et la durée (hebdomadaire ou quotidienne selon la sévérité du handicap). Il peut aussi s'agir de *traitements médicaux ou chirurgicaux*, *d'aménagement du domicile* ou *du séjour en centre spécialisé* pour handicapés, de *matériels destinés à pallier certains handicaps* (fauteuil roulant), *de prothèse*, etc. L'expert devra dans tous les cas en déterminer le caractère temporaire (ablation d'un matériel d'ostéosynthèse ou reprise chirurgicale d'une citatrice inesthétique en précisant l'impact sur AT, QD, IPP, etc.) ou définitif, viager, en précisant par exemple pour une prothèse le rythme des changements de ces équipements. Il est clair que ce chef de préjudice revêt une importance essentielle pour les gros handicapés (blessé médullaire, traumatismes crâniens graves et état végétatifs).

— Une question fréquemment posée à l'expert est de savoir si les **séquelles sont stables**, ce qui par définition est le cas lorsque la consolidation est acquise, si ce n'est pas le cas il devra en préciser la date approximative prévisible. Dans le cadre de la Loi Badinter l'expert devra se livrer alors à un exercice très particulier qui est celui de l'évaluation prévisionnelle des chefs de préjudices susdécrits. Il s'agit essentiellement pour chacun d'entre eux de définir la limite inférieure et si possible supérieure du taux prévisible. Cette question sous-entend aussi que l'expert doit dire s'il lui semble qu'à plus long terme une aggravation est possible. Dans ce cas il lui est demandé d'en préciser, autant que faire se peut, la date la plus probable et donc celle où un nouvel examen sera nécessaire.

Les conclusions — Elles répondent point par point aux différentes questions de la mission en reprenant les différents dommages selon une logique chronologique (état antérieur, date des faits, arrêt de travail, date de consolidation, les chefs de préjudice définitifs et la date proposée pour un nouvel examen si nécessaire). Il vaut mieux qu'elles occupent une page indépendante à la fin du rapport (selon le type d'expertise, seules les conclusions sont envoyées à certaines parties), rapport qui mentionnera également le nom et l'adresse des destinataires.

Le rapport, ainsi que les conclusions de l'expert sont purement d'ordre technique et se limitent à la mission.

*

* *

L'évaluation des chefs de préjudice caractérise le travail de l'expert. Pour que ce travail soit bon (réponde aux attentes du mandant) il faut :

1/ Des qualités de fond

a) D'abord et avant tout, l'expert **doit connaître les chefs de préjudices** dont il est question dans cet article et, comme ceci ne fait pas partie de la formation médicale commune, faire l'effort de se former en passant un ***diplôme d'Université (DU) relatif à l'expertise et l'évaluation du dommage corporel***. Ces DU sont multiples de durée et de qualité variable. Il me semble toutefois que dans ce type d'enseignement que l'on peut qualifier de 3ᵉ cycle tardif, le minimum est que le lauréat soit capable de faire une expertise, ce qui sous-entend une formation pratique comportant au moins des travaux dirigés, l'assistance à une dizaine d'expertises voire un véritable tutorat au début de l'activité. Il est bon de signaler que parmi tous les autres experts judiciaires seuls les médecins font l'effort d'un DU spécifique à l'expertise.

b) L'expert doit être **compétent dans le domaine médical concerné par l'expertise** ; une formation généraliste suffit dans la plupart des cas (il n'est pas indispensable d'être orthopédiste pour expertiser une victime de fracture du fémur ni d'être cardiologue pour un patient en arrêt de travail pour infarctus du myocarde). Cependant lorsqu'il en éprouve le besoin, l'expert peut (et doit) demander l'avis d'un collègue compétent dans le domaine où l'expert sent qu'il atteint ses limites. Cet **avis sapiteur** porte sur une question technique, la sapiteur répondant à l'expert qui reste libre d'utiliser cet avis comme bon lui semble pour remplir sa mission.

2/ Des qualités de forme

Les rapports sont lus par des personnes qui ne sont pas médecins (magistrat, patient, gestionnaire de dossiers d'assurance) ce qui impose à l'expert :

a) D'être **compréhensible par tous**, au moins dans le chapitre "Discussion" qui doit être une synthèse claire de l'histoire médicale en question ;

b) Mais aussi un paragraphe argumenté en ce qui concerne les taux des différents chefs de préjudice : il est pénible et source de contestation potentielle que de voir "tomber", comme venu de nulle part, un pourcentage d'IPP sans que l'on sache sur quoi il repose (il est pratique pour le lecteur que ces argumentaires reprenne des termes proches de ceux utilisés dans les barèmes) ;

c) Le rapport doit s'abstenir de toute remarque pouvant être blessante et *a fortiori* diffamatoire pour le patient, un collègue ou un tiers. Nous pouvons d'ailleurs constater à cet égard que depuis 1989 la loi Badinter obligeant à l'envoi du rapport à la victime a été un banc d'essai pour la gestion de l'absence de secret envers le patient ; il n'y a pas eu de problèmes majeurs, comme si l'accès du patient aux données médicales le concernant n'était pas qu'une question de droit mais plutôt de moyens mis en œuvre pour présenter l'information au patient.

Remarquons enfin que dans ce travail le terme de "patient" et pas celui de "victime", de "client", d'"intéressé" ou d'"assuré" a été utilisé ; l'expertise est et demeure avant tout un acte médical, particulier par le fait que le médecin en question ne participe pas aux soins mais évalue ; l'on peut estimer toutefois que certaines expertises ont, au moins partiellement, un effet thérapeutique.

Expert et praticien voici le paradoxe. Comment être bon dans les deux activités ? Comment garder ce délicat équilibre ? A partir de combien d'expertises par an est-on compétent ? Quelle doit être la part de pratique de la médecine non expertale qu'a dû exercer ou que doit garder l'expert ? Ces questions sont fondamentales car quels que soient les barèmes et aussi pertinente que soit la mission, il n'y a **pas de bonne expertise sans bon expert**.

BIBLIOGRAPHIE

[1] AMAT J.P., ROUSSEAU C. - Guide pratique de l'expertise du dommage corporel. *Niort : Soulisse Cassegrain Edition 1998.* — [2] BARÈME D'ÉVALUATION MéDICO-LéGALE : *Paris : ESKA, 2000.* — [3] BARÈME INDICATIF DES DÉFICITS FONCTIONNELS SÉQUELLAIRES EN DROIT COMMUN. Concours Med. *Paris : 1993 et 2001.* — [4] BERRY A. CREUSOT G., SAPANET M. - L'expertise dentaire et maxillo-faciale (coll. Les abrégés). *Paris, Masson : 1996.* — [5] CREUSOT G. - Dommage corporel et expertise médicale *(Coll Les abrégés). Paris, Masson : 1989.* — [6] DALIGANT L., LORIFERNE D., RAYNAUD C.A., ROCHE L. - L'évaluation du dommage corporel (coll. De médecine légale et toxicologie médicale). *Paris, Masson : 1988.* — [7] MISSION D'EXPERTISE MÉDICALE : TEXTES ET COMMENTAIRES. *Paris; AREDOC, 1997.* — [8] ROGIER A. - Dommage Corporel. Eléments médicaux à l'usage du juriste et du médecin. *Paris : ESKA, 2001.* — [9] VOULET J. - La pratique des expertises judiciaires (8° édition). *Paris : Masson, 1983.* — [10] ZERILLI A., BACCINO E. - Secret professionnel du chirurgien-dentiste. *Encycl. Med. Chir. (Paris, France), Stomatologie-odontologie II, 23, 842, A05, 1995, 4p.*

[11] ZERILLI A., BACCINO E. - Responsabilité du chirurgien-dentiste. *Encycl. Med. Chir. (Paris, France), Stomatologie, odontologie II, 23, 843, A, 10, 1996, 6p.*

MÉDECIN-CONSEIL D'ASSURANCES : Principes – Identification des préjudices – Réparation et barèmes – Prise en compte des frais futurs – Aggravation

PAR

B. MATARÈSE*

Un sinistre génère pour la société d'assurances garantissant le risque une obligation d'assistance vis-à-vis des tiers ou des sociétaires victimes de ce sinistre (le sinistre étant la réalisation du risque assuré). Pour remplir cette mission, les sociétés d'assurances s'appuient sur : - des médecins conseils, - une doctrine dont les principes ne doivent pas transgresser les règles de la législation.

PRINCIPES

Champ d'intervention des sociétés d'assurances

En matière de sinistre corporel une société d'assurances va intervenir dans deux situations totalement différentes :

- *la réparation d'un préjudice causé par un tiers.* Il s'agit de replacer la victime dans la situation la plus proche possible de celle qui aurait été la sienne si ce sinistre n'était pas survenu. Cette situation prend en compte tous les préjudices causés par un tiers. Le législateur a estimé utile de codifier la gestion des sinistres corporels causés par un accident de la circulation en créant la loi du 5 juillet 1985 applicable aux conducteurs non responsables et aux passagers. Dans cette situation de sinistre impliquant la responsabilité d'un tiers c'est la victime, elle seule, qui se trouve au cœur du débat.
- *garanties individuelles.* La couverture d'un prêt à la consommation ou d'un prêt immobilier, la couverture de certains risques personnels, la garantie contre les accidents de la vie n'impliquant pas la responsabilité d'un tiers ont généré la création d'une multitude de contrats d'assurances intitulés "assurance de personnes". Le fait générateur correspond à la seule réalisation du sinistre sans obligation d'intervention d'un tiers. Le principe, contrairement au cas précédent, n'est pas la réparation d'un préjudice mais l'exécution du contrat. Le dommage de la victime est alors analysé à travers les clauses contractuelles.

Le médecin-conseil

La réparation d'un préjudice causé par un tiers ou l'exécution du contrat dans le cadre d'une assurance de personne imposent que, en préalable à l'inter-

* 16, rue de Verdun - 30900 Nîmes

vention du régleur, le problème médical soit spécifiquement étudié par un médecin et en l'occurrence un médecin-conseil de compagnie d'assurances.

1) A propos de la terminologie. Le terme de médecin-conseil nous paraît parfaitement approprié à la fonction dévolue à ce praticien. Le médecin est questionné par une société d'assurances sur les conséquences d'un sinistre corporel dans le but de réparer ce dommage ou d'exécuter un contrat. Ses conclusions sont toujours proposées, elles ne s'imposent jamais. Elles sont soumises à l'analyse et à la critique conjuguées de la victime et du service régleur. Le médecin-conseil est l'intervenant incontournable mais non autoritaire en préalable à toute transaction. Le terme d'assistant technique actuellement proposé ne nous paraît pas cohérent avec la spécificité de l'acte médical.

2) Les réseaux. Chaque compagnie d'assurances dispose d'un réseau médical correspondant à une répartition géographique équilibrée de ses médecins conseils. Un médecin-conseil peut ainsi appartenir à plusieurs réseaux et être sollicité par plusieurs compagnies d'assurances.

3) Compétence et indépendance du médecin-conseil. La pratique d'examens médico-légaux à la demande de sociétés d'assurances impose des paramètres de compétence et d'indépendance :

- la compétence est un véritable droit pour la victime qui attend d'être orientée vers un médecin compétent dans le domaine médical et également dans le domaine médico-légal. Ce paramètre de compétence implique une solide formation de base et un impératif maintien des connaissances. Outre l'aspect purement technique, la pratique d'examens médico-légaux impose une grande capacité d'écoute et un sens de l'humain.

- l'indépendance est le paramètre essentiel. C'est une exigence déontologique qui se prolonge naturellement dans l'activité expertale. Le médecin-conseil n'est lié par aucun contrat de travail à la société d'assurances ce qui écarte donc toute notion de subordination. Le médecin-conseil va réaliser son examen en respectant les règles de bonne conduite (accueil de la victime, écoute...). Il doit œuvrer dans l'intérêt légitime de la société d'assurances qui l'a mandaté mais également de la victime qui a accepté de se soumettre à cet examen. La discussion et les conclusions doivent donc être objectives et impartiales. Le principe de l'indépendance a été consacré par le récent contentieux avec l'URSSAF. Les tribunaux ont en effet admis que les médecins missionnés n'avaient aucun lien de subordination avec la société mandante.

4) Organisation de la profession. La profession est organisée sur le mode associatif. En 1959 est créée la première "Association amicale de médecins conseils de sociétés d'assurances". Par la suite l'évolution se fait vers la création d'AMCSA (Association de Médecins Conseils de Sociétés d'Assurances). L'ouverture de ces associations à tout médecin ayant comme dénominateur commun la pratique de l'évaluation du dommage corporel (experts judiciaires, conseils de victimes) a abouti à la transformation en des AMEDOC (Association des Médecins Experts en Dommage Corporel). Ces associations sont fédérées en Fédération française des associations de médecins conseils experts en évaluation du dommage corporel (FFAMCE). Cette fédération assure un rôle de formation par l'organisation de congrès et un rôle de réflexion sur la pratique de cette activité très spécifique qu'est l'expertise. D'autres associations sont plus orientées vers l'assurance de personnes (ANMCAP : Association des Médecins Conseils en Assurance de Personnes). Les principaux outils de ces structures associatives sont représentés par le "Centre de Documentation sur le Dommage Corporel", et la "Revue Française du Dommage Corporel" (liste non exhaustive).

Identification des préjudices

L'identification des préjudices se confond en pratique avec l'analyse du contenu de la mission qui est confiée au médecin-conseil. Deux grands types de mission sont confiés aux médecins conseils :

- des missions d'examen préalable au règlement d'un sinistre. Il s'agit là d'examens réalisés dans le cadre de transactions amiables.

- des missions d'assistance à arbitrage ou à expertise judiciaire lorsque naît un contentieux.

1) En matière de réparation du dommage corporel, les préjudices ont été identifiés par les intervenants précédents, à savoir : - incapacité temporaire totale, - incapacité permanente partielle, - préjudices personnels (souffrances endurées, préjudice esthétique, préjudice d'agrément). Dans cette dimension, le problème essentiel est représenté par l'imputabilité des lésions ouvrant droit à indemnisation.

2) En matière d'exécution des contrats en assurance de personnes, le problème n'est plus à l'imputabilité mais à : - l'appréciation de l'état antérieur, - l'appréciation du problème médical sous l'éclairage des clauses particulières du contrat.

Dans ce type de mission le médecin ne connaît souvent pas les modalités selon lesquelles le postulant est entré dans l'assurance. L'historique des pathologies antérieures au sinistre et à la souscription permet à l'assureur de vérifier s'il a eu effectivement connaissance du risque à assurer. L'incapacité temporaire totale doit être appréciée par rapport à la définition contractuelle. L'incapacité permanente partielle doit être appréciée par rapport au barème contractuel.

Dans les deux cas, il apparaît indispensable que la victime, qui a accepté de répondre à une convocation et de se soumettre à un examen, soit informée des conclusions qui ont été prises. C'est le principe de la transparence qui : - a été consacré par la loi du 5 juillet 1985 faisant du blessé le destinataire légal du rapport d'expertise dans sa totalité ; - est admis sans difficulté dans les autres situations mettant en cause la responsabilité d'un tiers, les sociétés d'assurances communiquant habituellement le rapport à la demande de la victime ; - l'application se révélant plus difficile dans le cadre des assurances de personnes. En effet, la société d'assurances garde la responsabilité de l'exécution du contrat, l'appréciation médico-légale portée par le médecin-conseil étant analysée par le service régleur à la lueur des clauses contractuelles. Dans ce contexte le comportement des compagnies d'assurances est encore relativement hétérogène et la réflexion mérite d'être prolongée.

3) Mission d'assistance à expertise où le médecin-conseil a alors expressément et exclusivement en charge les intérêts de la société d'assurances qui le missionne. Contrairement aux autres missions, il est mandaté par la société d'assurance pour représenter ses intérêts dans le cadre d'une expertise judiciaire. Il n'a alors pas à prendre d'initiative dans l'identification des préjudices mais doit s'assurer que l'expert judiciaire les a correctement identifiés et son rôle consiste alors à rendre compte à la compagnie des conditions de déroulement de l'expertise.

RÉPARATION ET BARÈMES

Le barème est une échelle de valeur établie entre des séquelles corporelles et des taux d'incapacité permanente partielle.

Pourquoi des barèmes ?

a) Prendre en charge certaines spécificités situationnelles : - barème des pensions militaires prenant en compte le contexte émotionnel des périodes de guerres, - barème contractuel, prenant en considération la spécificité de certaines professions,

b) Harmoniser les taux servant de base à la réparation ou à l'appréciation de handicaps : - COTOREP : décret n° 93-1216 du 4 novembre 1993 ; - accident de travail, pour lequel le principe est alors de compenser la réduction de capacité de travail de la victime avec application d'un coefficient professionnel ; - droit commun : il s'agit de barème indicatif d'évaluation des taux d'incapacité en droit commun publié par le Concours Médical en 2001 ; - contrats en assurance de personne (barème spécifique tenant compte de la profession ou de toute autre particularité).

Application et limites des barèmes

Un barème s'impose si son application est prévue par des textes législatifs ou conventionnels. *En matière de droit commun il n'existe officiellement pas de barème.* Le problème était posé par la référence fréquente au barème d'accidents de travail inadapté au droit commun. A partir de 1959, puis 1971 ont été réalisés des barèmes issus de l'analyse d'une très grande quantité d'expertises réalisées en droit commun. En 1980, en 1982, en 1991 puis en 2001, ces barèmes ont été réédités, s'adaptant à l'évolution des techniques et des données scientifiques nouvelles.

En droit commun le but essentiel de ce barème est d'harmoniser la réparation du dommage corporel afin d'éviter d'importants écarts pour des lésions et des séquelles similaires. Ce barème est uniquement indicatif et n'a aucune force contraignante. Il ne saurait en aucun cas pallier à l'incompétence de l'expert quels que soient le cadre et l'origine de sa mission.

PRISE EN COMPTE DES FRAIS FUTURS

En matière de responsabilité, les organismes sociaux ont la possibilité de récupérer sur l'assurance du responsable les frais engagés au titre d'un sinistre. Lorsque la consolidation médico-légale a été fixée, l'organisme social adresse à la société d'assurances du responsable une créance correspondant à la récupération des frais engagés aux titres suivants : - les frais médicaux : intervention, hospitalisation, médicaments, rééducation, - l'arrêt de travail : indemnités journalières versées dans le cadre du régime maladie ou du régime accident de travail, - capital constitutif de la rente si à la suite de l'accident le blessé conserve des séquelles générant une incapacité permanente partielle en accident de travail ou aboutissant à la reconnaissance d'un régime d'invalidité en régime maladie.

Tous ces éléments sont connus et quantifiables au moment de la consolidation. Reste en suspens les frais qui seront engagés ultérieurement et qui seront en rapport avec l'accident. Selon le protocole de 1983, les frais futurs correspondent à des frais *"prévisibles ou certains"*.

Ces frais se décomposent alors en deux types :

- *des frais occasionnels :* il s'agit d'événements médicaux codifiables tels que l'ablation d'un matériel d'ostéosynthèse. L'organisme social recouvre le coût réel au moment de la créance.

- *de frais viagers*, c'est-à-dire de frais qui vont être engagés durant toute la vie du blessé (médicaments, kinésithérapie, tierce personne).

Le service médical de l'organisme social apprécie alors la nature, la quantité, la fréquence de ces soins. Il en calcule le coût financier. Un coefficient, tenant compte de l'âge de la victime et de l'espérance de vie, est alors appliqué à ce total permettant la détermination d'un capital. Le principe est que cette créance est unique. Les frais non réclamés ne peuvent plus l'être après signature du protocole d'accord.

En cas de contestation est alors organisé un rapprochement entre le médecin-conseil de l'organisme social et le médecin-conseil de la société d'assurances. Un protocole concernant la nature des frais futurs peut alors être rédigé par ces médecins. En cas de désaccord persistant est organisée une procédure d'arbitrage.

Il faut noter que dans le cadre très particulier des frais futurs que : - les conclusions d'une expertise judiciaire ne s'imposent pas à l'organisme social, - le barème indicatif d'évaluation des taux d'incapacité en droit commun s'impose pour le calcul du taux d'IPP et de la rente.

L'AGGRAVATION

Une expertise médico-légale en matière d'aggravation a pour but d'apprécier un dommage nouveau constitutif de cette aggravation. L'expertise va alors comporter trois étapes successives permettant de déterminer :

- la réalité de l'aggravation par des faits médicaux nouveaux apparus postérieurement à la consolidation médico-légale initiale et correspondant à une évolution péjorative des séquelles traumatiques ;
- l'imputabilité de l'aggravation : l'expertise doit démontrer que ces faits nouveaux constitutifs d'aggravation sont effectivement imputables à l'accident initial ;
- la quantification : il faut alors réévaluer les conséquences médico-légales de cette évolution péjorative. Tous les postes de préjudice doivent alors être analysés.

La réalité de l'aggravation s'apprécie sur des éléments cliniques et para-cliniques. L'aggravation doit s'inscrire dans l'histoire naturelle de l'élément lésionnel et séquellaire (dégénérescence arthrosique après fracture articulaire par exemple). Il ne peut s'agir de l'aggravation par un nouvel accident des séquelles d'un accident antérieur ni du seul vieillissement. La notion d'aggravation ne peut se concevoir que par comparaison au tableau séquellaire initial et après analyse comparative des paramètres séquellaires cliniques et para-cliniques.

Une fois la notion d'aggravation retenue, se pose le problème de l'imputabilité au fait générateur initial. Cette imputabilité doit être démontrée en faisant appel à des notions médicales. En l'espèce, l'erreur étant souvent médicale avant d'être médico-légale, doit être pris en considération l'absence d'autre cause, la continuité évolutive, les délais d'apparition. Les connaissances scientifiques sur les probabilités de survenue de complication tardive dans tel type de séquelles représentent l'élément essentiel d'appréciation. Une fois reconnue l'aggravation et son imputabilité établie, les différents postes de préjudice doivent être re-quantifiés. L'évaluation de l'incapacité temporaire totale obéit aux mêmes règles que l'expertise initiale. Les souffrances endurées prennent en considération les douleurs ressenties par le blessé durant la période d'évolutivité (entre le début documenté de l'aggravation et la date de consolidation). Il faut donc quantifier un nouveau poste de souffrances endurées. Il ne faut pas majorer la première cotation. Le préjudice esthétique doit tenir compte des nouveaux éléments dysmorphiques ou cicatriciels. Le préjudice esthétique étant quantifié globalement postérieurement à la date de consolidation, il s'agira alors de majorer la cotation initiale.

Le problème essentiel est représenté par l'appréciation du taux d'incapacité permanente partielle. La notion même d'aggravation n'implique pas automatiquement une majoration du taux d'IPP.

Cette aggravation peut avoir été temporaire et avoir été contrôlée par la mise en œuvre de moyens thérapeutiques adaptés. Nous sommes alors en présence d'une situation de retour à l'état antérieur.

Lorsque l'aggravation a débouché sur une augmentation du déficit fonctionnel il convient alors de quantifier un nouveau taux d'incapacité permanente partielle en effectuant une comparaison entre l'état séquellaire au moment de l'expertise en aggravation et l'état séquellaire au moment de l'expertise initiale.

Il est donc indispensable de disposer du rapport d'expertise médico-légale initiale. Cette technique rend compte de l'importance que revêt le descriptif du tableau séquellaire en préalable à sa quantification. C'est ce descriptif qui va permettre la quantification de l'aggravation. Une nouvelle difficulté apparaît lorsque la première expertise est ancienne, tenant compte de l'évolution en quelques années du concept d'incapacité permanente partielle. Il y a plusieurs années certains experts prenaient en compte dans l'IPP l'incidence professionnelle ou s'inspiraient des barèmes "accident de travail". Afin de comparer ce qui est comparable, il faudra souvent, lorsque l'expertise de référence est ancienne, réévaluer le taux d'incapacité permanente partielle en fonction de la doctrine et des barèmes actuels. L'expert pourra alors comparer ce taux réactualisé avec le taux actuel qu'il détermine à partir des mêmes critères d'appréciation. Le différentiel entre les taux sera alors représentatif de l'aggravation. La matière est apparue suffisamment importante à la profession pour que la FFAMCE organise son congrès national les 17 et 18 mars 1995 sur ce thème (aggravation : approche médicale et médico-légale).

MISSION DE SOIN, ASSISTANCE ET CONSEIL À LA VICTIME EN VUE DE LA RÉPARATION DU DOMMAGE

PAR

J. PÉLISSIER*, A.-L. VANNIER**, J. MIMRAN***

Les patients, lorsqu'ils doivent faire l'objet d'une expertise médicale en vue de la réparation d'un dommage, ignorent le plus souvent les procédures et les conditions de la réparation et sont souvent mal préparés aux difficultés qui les attendent. L'inconnu qui entoure l'expertise médicale comme le ressenti face à l'expert médical désigné par la compagnie d'assurance ou le tribunal et dont la mission d'aide à la juste réparation n'est pas toujours bien perçue sont autant de facteurs générateurs d'angoisse et, au-delà, de frustration face à des propositions de réparation des préjudices mal comprises.

Dans le processus d'évaluation du dommage corporel, les différents organismes indemnisateurs font appel à des médecins conseils. Les victimes ont également, maintenant, de par la loi, le droit qu'elles ne connaissent pas toujours de se faire assister par un médecin-conseil de leur choix. Le médecin-conseil de blessé, également appelé médecin de recours a pour rôle de constituer un dossier structuré et complet à visée médico-légale et d'aider à obtenir une juste évaluation du dommage corporel.

Les blessés et leurs familles (car face à la violence de certains traumatismes les deux sont indissociables) ont vite compris que le médecin de rééducation et de réadaptation qui les avait accompagnés dans leur lente évolution vers la conquête d'une autonomie possédait les compétences nécessaires pour évaluer le dommage et était à même de les accompagner lors de la procédure de réparation de leur dommage. Dans le même temps, les avocats des victimes ont vite perçu que la richesse et la précision des comptes rendus de sortie du service de MPR constituaient de précieux arguments lors de l'expertise.

Ainsi peu à peu les demandes d'assistance et de conseil faits au médecin de MPR se sont multipliées. Est apparu pour lui un nouveau rôle possible, celui de médecin de recours de la victime. Plusieurs questions se posent : - Quelles sont les demandes des "patients victimes" et de leur entourage vis-à-vis du médecin de recours ? - Comment cette activité de médecin de recours s'inscrit-elle dans la procédure d'expertise médicale puis de réparation du dommage corporel ? Quelle est la mission du médecin de recours et quel contrat le lie au patient ? - En quoi le médecin de MPR est-il apte à cette fonction et quelles sont ses obligations s'il veut prétendre à cette compétence ?

Ces quelques pages, résultats de l'expérience de médecins de MPR souvent experts et parfois recours, vont tenter de répondre à ces trois questions.

---

* Département de MPR. GH Carémeau - 30029 Nîmes cedex 04 - eml : jacques.pelissier@chu-nimes.fr

** Hôpital National de Saint Maurice - 14, rue du val d'Osne - 94415 Saint Maurice cedex

*** Clinique Valdegour - 772, chemin de Valdegour - 30900 Nîmes

INTÉRÊT D'UN MÉDECIN DE RECOURS DE LA VICTIME ?

Le médecin de recours va répondre aux demandes de la victime et de son avocat.

Lorsqu'approche le moment de l'expertise médicale la victime est déroutée par la quantité de documents à fournir et parfois angoissée pour son propre avenir personnel, conscient de l'importance de la procédure d'expertise à venir. Les peurs et croyances autour de l'expertise médicale sont nombreuses et tenaces. L'avocat a souvent du mal à les dissiper. Il n'est pas rare que la victime convoquée par le médecin de la compagnie du tiers responsable du dommage ou devant le réparer se présente seul avec un dossier incomplet et mal préparé. Dans ce cas, même entre les mains du meilleur expert, les conditions ne sont pas idéales pour rédiger l'historique le plus exhaustif, pour évaluer de la manière la plus juste les déficiences et les incapacités comme le handicap réel de la victime ; l'expert accomplira alors sa mission avec difficulté ce qui n'est pas garant de qualité dans l'évaluation la plus juste et la plus complète des divers préjudices. En cas d'expertise médicale sur mission du tribunal, le médecin expert judiciaire n'a d'autre interlocuteur en dehors de la victime que le médecin de la compagnie d'assurances adverse et rencontre les mêmes difficultés.

L'avocat qui assiste la victime se doit de recueillir le maximum de renseignements sur l'historique, et les différents éléments qui lui permettront de défendre le plus efficacement son client. Or, la plupart de ces éléments relèvent de la technique et du langage médical. L'avocat n'est pas formé pour cela. Il rencontrera les plus grandes difficultés dès que l'argumentaire tourne autour de questions médicales : lorsque apparaissent des doutes quant à l'imputabilité de telle ou telle lésion et séquelle ; lorsque des déficiences inapparentes vont générer des handicaps et cela est particulièrement vrai chez un traumatisé crânien ; lorsqu'il s'agit de souligner l'incidence de facteurs évolutifs susceptibles d'induire des frais futurs…

Qui a mené une mission d'expertise sait combien elle est plus aisée lorsque l'expert a en main un dossier bien préparé, contenant voire soulignant les éléments discriminants dans l'évaluation du dommage. L'interrogatoire et la rédaction de l'historique y sont plus faciles. La présence du médecin de recours lors de l'examen contribue à lever toute ambiguïté sur l'interprétation d'un signe, sur l'évaluation d'une déficience et d'une incapacité : la discussion de l'imputabilité comme des différents préjudices, en présence de la victime, y est plus facile et les conclusions énoncées selon la procédure du contradictoire (égalité des parties quant aux documents fournis, aux informations données, et aux compétences des conseils) sont en général précises, claires et ne donnent pas lieu à contestations sous forme de dires à l'expert. Et même en cas de dire, il est plus facile à l'expert de répondre et de se justifier.

Au total, un faisceau d'arguments plaide pour la présence auprès de la victime d'un médecin de recours lors l'expertise médicale.

MISSION DU MÉDECIN DE RECOURS DE LA VICTIME

A notre connaissance aucun texte de loi ne régit l'exercice du médecin de recours.

Sa mission n'est pas contenue explicitement dans le code de déontologie médicale (décret n° 95-1000 du 6 septembre 1995 portant code de déontologie médicale) ; elle apparaît compatible avec la mission de médecin soignant, et de même qu'il est contraire au code de déontologie d'être à la fois médecin soignant et médecin expert vis-à-vis d'une personne (article 105), il n'est pas autorisé d'être à la fois recours et expert.

Le médecin de recours est sollicité par la victime, qui garde l'entière liberté de choix. L'échange de consentements entre le médecin et son patient est assimilé au contrat de soins. Il suppose une double liberté : pour le malade le libre choix du médecin, pour ce dernier la possibilité de se dégager de ce contrat.

Deux articles du code de déontologie médicale encadrent l'action du médecin de recours. D'une part, l'article 24 qui interdit au médecin "tout acte de nature à procurer au patient un avantage matériel injustifié ou illicite", d'autre part l'article 50 qui stipule que "le médecin doit, sans céder à aucune demande abusive, faciliter l'obtention par le patient des avantages sociaux auxquels son état lui donne droit".

Le médecin de recours est tenu d'assister la victime avec compétence, mais aussi avec tact et mesure dans l'explication voire la révélation d'éléments de son dossier ; il est soumis au secret médical. Il peut se dégager sous les mêmes conditions que dans le contrat de soin (article 47). Le contrat s'achève une fois la procédure de réparation achevée, mais sa mission peut se prolonger au-delà de l'assistance lors de l'expertise, le médecin étant alors sollicité pour donner son avis sur les conditions de la réparation et solliciter un éventuel recours. A chaque étape son argumentaire doit rester raisonnable et raisonné.

Cette mission d'assistance recouvre les différentes étapes de la mission d'expertise :

- La préparation du dossier est un temps essentiel. Il s'agit d'accueillir le patient et parfois la famille (dans le cas d'un traumatisme crânien grave), d'entendre les doléances, de procéder à un examen. Il s'agit également de recueillir auprès des différents services hospitaliers les éléments du dossier médical en présentant une demande écrite de la victime puis de les classer, voire de les hiérarchiser. Fort de toutes ces données il faut alors évaluer les déficiences physiques et/ou cognitivo-comportementales, les conséquences psychologiques, les douleurs... et apprécier leur retentissement sur l'autonomie, le handicap de vie personnelle, sociale et de loisirs, professionnelle.
- Le médecin de recours doit apporter les arguments prouvant les lésions et prouvant les séquelles, il doit démontrer l'imputabilité au fait dommageable.
- Le médecin de recours peut s'aider d'avis sapiteurs, ce qui ne fera que renforcer le dossier dans des champs parfois mal connus ou difficiles à évaluer (neuropsychologie, explorations vésico-sphinctériennes, odontologie par exemple). Un mémoire est rédigé, qui dans son contenu n'est pas différent d'une expertise, et qui représente l'opinion du médecin de recours. Ce mémoire est en général conservé par le médecin de recours et ne sera produit que lors de la discussion contradictoire. Certains préfèrent le remettre au patient et en expliquer les termes.
- Lors de l'expertise le médecin de recours doit être présent et assister à toutes les étapes de l'expertise : interrogatoire, examen clinique, examen des pièces du dossier, discussion contradictoire et conclusion. Son rôle est particulièrement important dans l'évaluation des préjudices et des frais futurs dans des cas inhabituels pour la plupart des médecins comme le cas des amputés ou plus généralement des patients dépendant d'un appareillage, des patients lourdement handicapés nécessitant aides humaines, aides techniques et aménagements du lieu de vie, des patients porteurs de déficiences inapparentes lors de cérébro-lésions traumatiques.

- Il doit ensuite se tenir à la disposition de l'avocat pour répondre à toute demande d'éclaircissement. En cas d'expertise amiable contradictoire il est amené à signer le rapport d'expertise avec le médecin expert de la compagnie d'assurances du tiers responsable. En cas de litige sur le contenu du rapport, il est conduit à exprimer ses remarques à l'expert sans omettre d'en informer les parties.

Durant toute la procédure d'expertise, victime, avocat et médecin de recours sont en relation étroite.

NAISSANCE DE LA SPÉCIFICITÉ DE MÉDECIN DE RECOURS

Progressivement la victime a obtenu le droit d'être assisté de son médecin traitant sans qu'initialement celui-ci ait le droit de participer à la discussion et à l'élaboration des conclusions médico-légales. Puis selon le principe du contradictoire reconnu officiellement par la loi du 5 juillet 1985 dite loi Badinter, est apparue la nécessité de médecins spécialisés qui soient conseil des victimes et qui puissent faire face aux médecins conseils des organismes indemnisateurs.

En 1985 a été créée l'ANAMEVA (Association Nationale des Médecins-conseils de Victimes d'Accident). L'objectif de cette association était de réunir les médecins désirant œuvrer à la défense des victimes, les former à ce rôle, définir leurs droits et leurs obligations, assurer leur formation permanente, faire reconnaître cette fonction par l'Ordre des Médecins et les sociétés d'assurances, établir une liste nationale et la diffuser, faire comprendre et connaître la fonction enfin diffuser l'information à tous les niveaux.

La profession de médecin de recours ou médecin-conseil de victime a été précisée dans une Charte Déontologique [1] qui a été avalisée par l'Ordre National des Médecins.

Par ailleurs, la nécessité de cette profession est apparue lors des réunions successives (en 2001-2002) du Conseil National de l'Aide aux Victimes CNAV, au Ministère de la Justice. La proposition a été faite de la création de 3 catégories de médecins chargés de l'évaluation du dommage corporel : les médecins experts près des Cours d'Appel, les médecins conseils de compagnies d'assurances enfin les médecins conseils de blessés.

Enfin un livre [2] vient d'être consacré à cette nouvelle profession. Il en précise les rôles et les obligations. Il a été rédigé par l'ANAMEVA sous la direction du docteur Bernard Dreyfus.

EN QUOI LE MÉDECIN DE MPR EST-IL PARTICULIÈREMENT APTE À LA MISSION DE MÉDECIN DE RECOURS ?

Le médecin de MPR de par sa formation comme de par son mode d'exercice, il est particulièrement apte à analyser et évaluer les différentes déficiences de la victime que ce soit dans le domaine physique, psychologique ou neuropsychologique. Nous avons vu qu'il peut s'aider d'avis sapiteurs dès la préparation du dossier. Il est également apte à mesurer les incapacités par des échelles génériques ou spécifiques en fonction des cas. Enfin de par la qualité de son approche fonctionnelle du patient, il est probablement le plus apte à identifier les handicaps et leur incidence sur la qualité de vie.

Il faut distinguer le rôle inhérent à la spécialité de médecin de MPR et celui de médecin de recours. Selon la définition par le BOARD de la spécialité : "le médecin de MPR est le spécialiste qui a pour rôle de coordonner et d'assurer la mise en application de toutes les mesures visant à prévenir ou réduire au minimum évitable les conséquences fonctionnelles, physiques, psychologiques, sociales et économiques", donc, tout médecin de MPR, même s'il ne choisit pas d'être médecin-conseil de victime est néanmoins concerné par le processus de la réparation médico-légale.

Dans le cursus de base de formation du médecin de MPR, lors de l'internat de spécialité, la place laissée à la réparation du dommage reste modeste. Pourtant, face à l'importance des enjeux de toute expertise médicale pour le patient victime, il paraît souhaitable que tout médecin de MPR ayant en charge un patient traumatisé soit capable de rédiger des documents qui seront utilisés efficacement par celui-ci ou ses conseils. La qualité des différents documents, dont le compte rendu d'hospitalisation, est un élément essentiel. Depuis la loi du 4 mars 2002, le patient est en droit de l'obtenir sur demande écrite. Lors de l'hospitalisation, il est du devoir du médecin de MPR de rassurer et d'informer le patient sur la procédure d'expertise, son objectif et ses modalités. L'assistance lors de l'expertise provisoire, qui se fait souvent dans la structure de rééducation, est une mission de base du médecin de MPR. C'est un service important à rendre au patient, en dehors même d'une mission précise de médecin de recours.

La mission de recours sort du cadre normal du soin et constitue un nouveau contrat entre le patient désormais victime et le praticien désormais recours.

La discussion, qui porte sur l'imputabilité des lésions et de leurs séquelles, qui définit et chiffre les divers préjudices nécessite une bonne connaissance de la procédure, de ses pièges comme des erreurs à ne pas connaître. Le diplôme de réparation du dommage corporel délivré par quelques universités prépare à la pratique expertale. Par ailleurs, le médecin de recours doit être rompu à la pratique expertale. Pour exercer efficacement une mission de recours, il est essentiel d'avoir précédemment acquis l'expérience nécessaire comme médecin-conseil de compagnie d'assurances ou comme expert judiciaire.

Diverses formations outre celles dispensées par l'ANAMEVA, permettent d'acquérir les connaissances nécessaires à la bonne pratique de la fonction de médecins de recours. Citons les Diplômes universitaires et inter-universitaires consacrés aux traumatisés crâniens, adultes ou enfants. Egalement les Entretiens d'Aix, rencontre annuelle du monde de la Justice et de la Médecine, permet l'actualisation des connaissances (www.entretiensdaix.org). Enfin, l'utilisation d'outils spécifiques, telle la mission spécifique pour traumatisés crâniens graves proposée par le groupe de travail interministériel qui s'est réuni en 2001 sur le thème de l'amélioration de la réparation après traumatisme crânien grave [3], guide et ainsi facilite l'action du médecin de recours.

BIBLIOGRAPHIE

[1] CHARTE DÉONTOLOGIQUE DU MÉDECIN-CONSEIL DE BLESSÉ RÉDIGÉE PAR l'ANAMEVA - (Association Nationale des Médecins-conseils de Victimes d'Accident) BP 197- 75864 Paris cedex Tél 18- 01 47 55 18 88 www.anameva.com — [2] LE MÉDECIN-CONSEIL DE BLESSÉ, UN NOUVEL ABORD DE SA TECHNIQUE ET SON RÔLE ESSENTIEL DE CONSEIL ET D'ASSISTANCE DES BLESSÉS DANS TOUS LES DOMAINES DE L'EXPERTISE MÉDICALE. Par l'ANAMEVA *(Association Nationale des Médecins-conseils de Victimes d'Accident) sous la direction du docteur Bernard Dreyfus* - Editions Alexandre Lacassagne, Editions ESKA (2004) ISBN 2-7472-0612-2. http://www.eska.fr — [3] Rapport remis le 24 avril 2002 sur *"l'amélioration de la réparation après traumatisme crânien grave"* - Consultable sur les sites www.justice.gouv.fr

SPÉCIFICITÉ DE L'EXPERTISE MÉDICALE DE L'ENFANT

PAR

E. BACCINO*, B. GALLICIAN**

L'expertise médico-légale relève d'une méthodologie et d'une technicité qui doit s'adapter lorsque la victime est un enfant. En effet, la majorité des expertises médicales dites de "Droit Commun" concernent des adultes. En effet, malgré les enseignements spécialisés de réparation juridique du dommage corporel, qui donnent une formation expertale de base, ce sera la pratique "sur le terrain" qui permettra d'aborder en l'absence de formation spécifique, l'examen médico-légal d'un enfant.

Cette expertise régit selon les protocoles de Droit Commun, fera l'objet non seulement d'une attention plus particulière, mais d'une "réserve" pour l'avenir quelles qu'en soient les séquelles. Les séquelles traumatiques pouvant atteindre la sphère crânienne avec troubles psychologiques spécifiques, lésions dentaires, viscérales ou ostéoarticulaires, ou cicatricielles dont l'évolution se fait sur plusieurs mois ou années, retardant la date de consolidation des blessures et de ce fait l'indemnisation. Les troubles de la croissance avec inégalité de longueur de membre, une attitude scoliotique devront faire l'objet d'une attention toute particulière, et des réserves d'usage. Il en est de même des séquelles esthétiques liées à des cicatrices évolutives qui peuvent justifier en fin de croissance ou audelà des gestes chirurgicaux à visée esthétique et réparatrice. Ces éléments doivent faire l'objet d'un commentaire afin d'établir le lien de causalité et la prise en charge financière.

L'indemnisation médico-légale ne s'arrête pas à l'évaluation des seules séquelles corporelles, qui doivent bien entendu être en rapport direct et certain avec un fait traumatique, mais concerne également ce que l'on appelle "les frais futurs", l'incidence professionnelle que l'on considère chez un enfant ou adolescent comme "perte de chance" ou "préjudice de carrière". S'ajoute pour les traumatismes dits "graves" (médullaires ou traumatismes crâniens sévères) la notion de tierce personne qu'il faudra quantifier.

Enfin, l'abord pratique de cette expertise, qui nécessitera l'écoute de l'enfant, passera également par l'intervention plus ou moins incisive des parents, qui sont la plupart du temps enclins à surprotéger l'enfant, et à créer ainsi un climat revendicatif et délétère. *A contrario*, les parents minimisent souvent les séquelles, voulant refuser inconsciemment le handicap de leur enfant.

Il sera donc nécessaire selon la nature du traumatisme d'entendre l'enfant séparément.

En situation d'expertise, il est toujours difficile d'apprécier le déficit que subit la victime tant sur le plan somatique que psychique. Il arrive souvent qu'au jour de l'expertise l'état clinique soit évolutif, le pronostic étant incertain ;

* Service de Médecine Légale, Hôpital Lapeyronie CHU - 34295 Montpellier Cedex 5
** 8, rue André Michel - 34010 Montpellier Cedex 1

la difficulté pour l'expert sera de se prononcer sur les seules séquelles imputables. En effet, selon les règles du droit commun, seul le préjudice dit "définitif" est indemnisable.

RAPPEL MÉTHODOLOGIQUE

Pour la plupart des victimes d'accidents (voie publique ou agression), le premier contact avec le monde de l'indemnisation que ce soit dans un cadre judiciaire ou d'assurances, se fait avec un médecin expert. A ce stade on peut comprendre toute l'importance que revêtent l'accueil et la "bonne" écoute du médecin pour la personne examinée. Il importe alors d'exposer succinctement les modalités du déroulement de cet acte, en précisant les diverses étapes de l'expertise, en insistant sur l'incidence de l'âge pour l'appréciation des divers postes de préjudices en droit commun. En effet, le but d'une expertise se situe dans le cadre de l'indemnisation.

Nous rappellerons simplement quelques notions de base, représentées par les préjudices temporaires (ITT et ITP) ou permanents (IPP, souffrances endurées, préjudice esthétique, incidence professionnelle, préjudice d'agrément) qui doivent faire l'objet d'un commentaire particulier, compte tenu de l'évolutivité probable chez les enfants.

Interrogatoire et informations non médicales

L'anamnèse permettra de reconstituer l'histoire traumatique du jeune blessé sachant que retranscrire sa version des faits revêt pour lui une certaine importance, dans la mesure où nous sommes dans un processus indemnitaire, et que malgré toute la bonne volonté ou empathie légitime, il s'agit d'une "victime". La "reconnaissance" d'un tel statut à une certaine incidence pour la bonne poursuite de la procédure, car à ce stade, une attitude désinvolte de la part de l'expert, une vision réductrice et minimaliste sont de nature à créer outre l'incompréhension des parents, une réaction psychologique de l'enfant, qui a son sens aura le sentiment de ne pas avoir été "écouté", bien que son "accident" représente pour lui "son histoire", et qu'une mauvaise approche médico-légale engendrera certainement des difficultés ultérieures.

A ce stade de l'anamnèse, on doit évoquer tout l'intérêt d'une expertise bien conduite, en particulier dans le cadre d'un *syndrome de stress post traumatique*, car par le récit de l'événement l'enfant s'expose à nouveau en pensées à l'accident et à son vécu anxieux ; cette "désensibilisation" est susceptible d'amener une réduction de la reviviscence (flash-back, cauchemars...) ou autres symptômes qui sont des réactions adaptatives.

Il faut préciser qu'en aucun cas le médecin expert ne doit s'immiscer dans la conduite d'un traitement ou se transformer en thérapeute.

Précisons également que l'on peut "tutoyer" un jeune enfant, mais l'expert se doit d'une réserve nécessaire, et qu'il apparaît légitime d'employer le "vouvoiement" à partir de l'adolescence, élément qui déjà responsabilise la jeune victime.

Dans le cadre d'un enfant, il faut préciser le niveau scolaire au moment des faits et le type d'études ; ces éléments sont précieux pour évaluer d'une part la période d'incapacité temporaire totale qui cadre en général avec la période d'éviction scolaire et d'apprécier secondairement les conséquences pour l'avenir professionnel. Il y a lieu également de prendre en compte les activités sportives et de loisirs, qui seront considérés sur justificatifs lors de l'indemnisation.

Traitements et séjours hospitaliers

Un descriptif recueilli tout au long de l'interrogatoire et à partir des pièces produites va permettre d'établir la chronologie de faits et des soins prodigués.

Il n'est pas des compétences du médecin expert de faire une enquête "policière" sur les diverses hospitalisations, mais de renseigner le mandant de l'expertise sur l'imputabilité des diverses hospitalisations.

En matière de traumatologie la première expertise est souvent diligentée en milieu hospitalier ou en Centre de Rééducation Fonctionnelle. La plupart des séjours ont fait l'objet d'un résumé qui permet de suivre le parcours médico-chirurgical du blessé avec en outre des informations sur l'état antérieur. Il faut rappeler que l'accès au dossier médical fait l'objet, y compris chez un enfant mineur, d'une procédure bien précise régie par la Loi du 4 mars 2002.

L'hospitalisation et les agressions chirurgicales chez l'enfant jeune ou l'adolescent fragiles ne peuvent se résumer à la qualification du *prétium doloris* ou du descriptif des séquelles ostéoarticulaires ou viscérales. En effet, le traumatisme psycho-affectif peut avoir une importance considérable sur l'évolution de la personnalité, l'équilibre psychologique, et les capacités scolaires ultérieures. Cela est conditionné par les conditions particulières du séjour hospitalier, sa prise en charge par une équipe spécialisée qui permet d'optimiser le vécu douloureux et anxieux de l'hospitalisation, permettant aussi un retour précoce au domicile familial.

Documents

Il convient de faire référence au "certificat médical initial", qui reste la pièce maîtresse du rapport expertal ; sa reproduction *in extenso* est indispensable ; souvent rédigé dans le cadre de l'urgence ce document est parfois succinct. Il est alors complété par un autre document établi par le médecin traitant ou par le spécialiste (chirurgien ou médecin rééducateur) qui a pris en charge le jeune blessé. L'expert prendra connaissance des divers courriers de transmission sans toutefois les recopier dès lors que le contenu n'apporte aucun élément complémentaire nécessaire à la bonne compréhension du dossier médico-chirurgical. Une synthèse faite à bon escient sera souvent préférable.

Il en est de même de l'imagerie médicale, souvent très volumineuse, et non classée, qu'il faudra non pas répertorier inutilement, mais commenter avec bon sens.

Doléances exprimées

L'enfant s'exprime avec son vocabulaire, mais qu'il faudra retranscrire, afin justement de reproduire ses plaintes de la façon la plus objective.

La charge émotionnelle est souvent importante dans les traumatismes "graves", mais il est nécessaire de faire abstraction de ce comportement afin d'évaluer le plus justement possible le retentissement fonctionnel, et les douleurs ressenties. On doit faire préciser les répercussions sur la vie quotidienne, en faisant préciser les gestes rendus difficiles ou impossibles, et à ce stade analyser le retentissement sur la scolarité, ainsi que la privation des activités ludiques.

Ce point de l'expertise revêt une certaine importance chez l'enfant. En cas d'aggravation, ce chapitre servira de base à la discussion médico-légale.

Etat antérieur

Il est important de rechercher des troubles constitutionnels qui peuvent interférer avec le traumatisme, tant sur le plan ostéoarticulaire que psychopathologique. Les troubles statiques du rachis, carences, retards staturo-pondéraux, feront l'objet d'une attention plus particulière. Les manifestations pathologiques post-traumatiques sont liées aux prédispositions antérieures.

Examen clinique de l'enfant

Il s'agit de la phase primordiale du rapport, car il correspond à une véritable "photographie", un "état des lieux", à un moment donné dans l'évolution de l'accident. Il nécessite de ce fait une fiabilité et une technicité irréprochable, qui relève d'une véritable spécialité.

Cet examen est déterminant car c'est sur ses bases que seront évaluées et fixés les séquelles définitives.

Chez l'enfant, *les constatations biométriques sont indispensables*, car les modifications qui vont se produire pendant la phase de croissance, peuvent avoir une corrélation avec un événement traumatique avec inégalité de longueur de membres ou des attitudes cypho-scoliotiques. L'appel à un spécialiste (classiquement "sapiteur") est souvent nécessaire sur le plan orthopédique en désignant un médecin spécialisé en rééducation fonctionnelle ou chirurgie infantile, ou sur le plan neuro-psychologique avec un avis spécialisé de neuropédiatrie, pédopsychiatrie et autres spécialités (O.R.L., OPH, ou psychologue, orthophoniste, psychomotricien ou ergothérapeute, etc.) qui vont permettre d'apprécier de façon plus précise les séquelles réelles et directement imputables. Cet avis spécialisé sera demandé chaque fois que le médecin expert estimera ne pas avoir la compétence nécessaire dans un domaine particulier, tant pour recueillir des compléments d'information que pour effectuer des examens complémentaires ou faire appel à des techniques d'examen spécialisé.

Rappelons que chez un enfant il est rare qu'un seul examen expertal soit effectué, quel que soit le dommage constaté. Cela est particulièrement évident sur le plan esthétique où l'état est évolutif avec parfois de nombreuses interventions à visée réparatrice et habituellement une évaluation en fin de croissance, délai nécessaire à la modification morphologique des tissus et du plan osseux.

L'essentiel est de pouvoir créer un climat de confiance qui permette la meilleure communication possible. Cela nécessite bien entendu un temps suffisant afin que l'enfant puisse s'exprimer et aller plus loin qu'un simple descriptif des troubles. Conservant la même qualité d'écoute le médecin expert doit pouvoir situer au fur et à mesure de l'entretien toute la valeur d'un symptôme et savoir poser les bonnes questions, qui permettront d'apporter les compléments d'information indispensables.

Cela est probant en cas de troubles psychopathologiques intriqués, le jeune patient détenant la plus grande partie de l'information, même si elle est en majeure partie préconsciente ou inconsciente. C'est pourquoi il est si important de le laisser parler et surtout de l'écouter.

Selon l'âge de la victime certaines règles sont habituellement admises, l'enfant très jeune ou particulièrement angoissé peut refuser de se séparer de ses parents ou de l'adulte qui l'accompagne. Il faut insister pour l'examiner seul, exclusivement lors de l'analyse de troubles psycho-pathologiques mais sans forcer la situation en cas d'opposition manifeste. Dans les autres circonstances, tout examen somatique d'un mineur justifiera impérativement la présence de l'adulte qui l'accompagne.

Il est primordial de se situer en tant qu'interlocuteur de l'enfant ou de l'adolescent, lui donner la parole de façon suffisante pour éviter qu'il se sente plus ou moins manipulé. Un entretien avec l'enfant et ses deux parents apparaît également justifié afin d'établir l'information et le degré de charge affective.

Tout examen somatique ou psychiatrique, qu'il soit spécialisé ou non, entre dans le cadre de perspectives séméiologiques et nosologiques : identifier les symptômes actuels au jour de l'expertise, définir leurs associations éventuelles à la recherche d'un syndrome ou d'une entité bien définie, qui permettront d'établir un diagnostic précis des séquelles et du lien de causalité avec l'événement traumatique générateur.

Discussion médico-technique et imputabilité

Ce chapitre ayant déjà été abordé dans le cadre de ce colloque, il sera survolé, en signalant les bases élémentaires propres à l'enfant. Il s'agit d'une synthèse qui permet en termes clairs et intelligibles pour le non médecin de reprendre les constatations initiales, de décrire les soins réalisés, de poser un diagnostic précis de l'état séquellaire même en cas de distorsion entre les doléances et les constatations d'examen, d'évaluer ce qui revient réellement au traumatisme, en faisant la part de l'état antérieur et d'établir le lien de causalité entre les séquelles décrites et l'événement traumatique ayant motivé l'expertise.

La charge de la preuve en droit commun appartient à la victime. Il en résulte que le médecin expert doit par des arguments techniques détaillés établir l'état séquellaire et surtout déterminer la relation directe et certaine avec l'accident.

L'imputabilité médico-légale ayant déjà fait l'objet d'une intervention nous n'y reviendrons pas. Elle repose sur des règles strictes développées par Müller et Simonnin.

EVALUATION MÉDICO-LÉGALE

ITT

Correspond à la période d'immobilisation stricte et perte d'autonomie au sens strict. Elle représente chez l'enfant l'ensemble des périodes d'hospitalisations et d'éviction de la scolarité. Elle est aussi admise en période de vacances scolaires, lors de l'arrêt de ses activités habituelles. Notons également la nécessité pendant cette période d'un soutien scolaire qui est pris en charge lors de l'indemnisation.

Consolidation

Selon la définition médico-légale, il s'agit du "*moment où les lésions se sont fixées et ont pris un caractère permanent tel qu'un traitement n'est plus nécessaire, si ce n'est pour éviter une aggravation, et qu'il devient possible d'apprécier un certain degré d'incapacité permanente partielle réalisant un préjudice.*"

La compétence qu'a l'expert de déterminer lui-même la date de consolidation, en l'absence de document probant, résulte de sa spécialisation, qui n'est pas uniquement la maîtrise des règles médico-légales, mais également celle de l'évolution des pathologies séquellaires.

Dans le cadre de l'expertise d'un enfant le raisonnement médico-légal est différent car il s'agit d'un "*organisme en croissance*" et en développement dans tous ses paramètres.

Sur le plan ostéoarticulaire, le bon sens reste de mise. En effet, une fracture diaphysaire d'un os long, non compliquée et traitée de façon orthopédique, évolue en général vers la guérison et il est donc inutile voire pénalisant pour le blessé d'attendre la "fin de croissance" pour affirmer la consolidation.

Il en est autrement des fractures épiphysaires qui, par atteinte du cartilage de conjugaison, peuvent générer une épiphysiodèse précoce avec toutes les conséquences qui en découlent sur le plan morphologique. La classification de Salter et Harris a permis une bonne appréhension de l'avenir de ce type de lésion, en particulier les types III à V, qui revêtent un pronostic péjoratif par effraction plus ou moins importante de la plaque conjugale. Notons également la difficulté pour l'expert de se prononcer, car il dispose souvent d'une mauvaise iconographie qui ne permet pas d'établir cette classification : il est souvent difficile de situer la localisation de la solution de continuité et surtout sa direction.

Dans ce cadre lésionnel, la consolidation sera retardée, dans l'attente des traitements chirurgicaux d'ostéotomie corrective ou axiale, ou de désépiphysiodèse.

Il en est de même en ce qui concerne l'évaluation des traumatismes crâniens graves ou des blessés médullaires qui nécessitent toujours un recul indispensable et une évaluation par un spécialiste avec bilan psycho-intellectuel ou neuro-moteur.

Il en est de même pour les séquelles d'ordre esthétique, qui justifient d'interventions réparatrices qui s'échelonnent parfois sur plusieurs années. L'évolution naturelle des tissus cicatriciels, la morphologie du squelette sous-jacent entraîne des difficultés pour fixer la consolidation médico-légale.

Souffrances endurées

Ce poste de préjudice est souvent mal quantifié, il correspond à "*la douleur physique, psychique et morale, avec ses deux volets, représentés l'un par des caractéristiques sensorielles discriminatives, l'autre par les phénomènes émotionnels désagréables en découlant, et les désagréments engendrés que le médecin sait être habituellement liés de nature des blessures subies*."

Il est classiquement évalué selon le barème de Thierry & Nicourt de 0 à 7, avec une méthodologie qui se rapproche de celle utilisée pour l'adulte.

Les difficultés d'expression orale de l'enfant et son sentiment de culpabilité rendent cette élaboration difficile. Le fait qu'au moment de l'expertise l'enfant ne raconte pas sa douleur, qu'il ait repris la plupart du temps sa joie de vivre ou qu'il n'en garde que peu de souvenir, n'exclut pas l'intensité de la période douloureuse qu'il a été susceptible de subir.

L'expert devra évaluer la qualité de l'environnement et des mesures anti-douleur. L'évaluation du préjudice ne peut se résumer à l'importance du traumatisme seul, des interventions subies, mais aussi à la prise en considération de la souffrance réelle que l'enfant a supportée alors même qu'il n'en a peut-être plus le souvenir. L'amnésie de la douleur à distance d'un événement ne supprime pas sa réalité et son vécu anxiogène. La compétence et les détails de la prise en charge anti-douleur permettront une meilleure évaluation de l'intensité du pretium doloris.

On considère habituellement une douleur aiguë en deçà de trois mois et une douleur chronique si elle dure plus de 6 mois. A titre indicatif, il existe des échelles d'évaluation visuelles analogiques de la douleur (EVA) pour la reconnaissance et la quantification (sur 10) de la douleur chez l'enfant à partir de

6 ans, ou des évaluations visuelles (test aux 6 visages) utilisables chez l'enfant de 4 à 6 ans.

Dommage esthétique

Constitué par "l'ensemble des disgrâces statiques et dynamiques imputables à l'accident et persistant après consolidation", ce dommage revêt un aspect particulier chez l'enfant en raison de son potentiel évolutif. Ce poste de préjudice est évalué sur une échelle de 0 à 7 degrés.

L'éventualité d'une intervention à visée réparatrice envisagée "à l'âge adulte" est souvent soutenue par les parents, bien qu'étant souvent aléatoire. Il n'en demeure pas moins qu'à distance d'un accident, il est licite d'évaluer le préjudice au jour de l'expertise, tout en précisant que l'évolution naturelle est susceptible d'être favorable ou en évoquant la possibilité d'un geste chirurgical.

Notre expérience montre souvent qu'il n'y a pas de corrélation entre l'importance de l'état cicatriciel et le vécu narcissique propre à l'individu.

Des cicatrices très disgracieuses de la face seront parfois négligées par une adolescente ; à l'inverse un état cicatriciel insignifiant difficilement retrouvé à l'examen, entraînera de la part des parents ou de la jeune victime le désir sincère d'un geste opératoire. Il est vrai que le dernier mot appartiendra au chirurgien, mais les exemples sont nombreux dans un sens comme dans l'autre.

Ce dommage esthétique est parfois relativement bien vécu par le jeune enfant, qui en milieu scolaire en tirera une certaine valorisation, qui ne sera que temporaire.

Notons que le tissu cicatriciel de l'enfant a un fort potentiel chéloïdien ou hypertrophique qu'il ne faut pas négliger.

La réaction psychologique face à un état cicatriciel notamment en période péripubertaire, garçon ou fille, est souvent imprévisible, avec souvent importante souffrance narcissique bruyante sur le plan clinique. Cette notion de préjudice concerne indifféremment garçon ou fille.

Elle fait appel à la préoccupation et à l'inquiétude que les psychologues appellent les "dysmorpho-phobies" et dont les conséquences sont totalement indépendantes du bilan cicatriciel.

L'agression cutanée traumatique ou chirurgicale et ses séquelles seront évaluées en mesurant toutes les répercussions existantes au moment de l'expertise ou susceptibles de se modifier ultérieurement. Il en est de même de l'appréciation d'une déformation, ou d'une boiterie sachant toutefois qu'avec la croissance ce préjudice a tendance à s'atténuer ou même disparaître.

Préjudice d'agrément

Il s'agit "de l'impossibilité définitive d'exercer une activité spécifique de loisir du fait des séquelles d'un accident".

La pratique d'activités sportives ou culturelles est relativement développée chez les adolescents, l'expert se trouve souvent confronté à des demandes de parents qui trouvent irréparable le préjudice subi par leur enfant qui se destinait certainement à être un grand virtuose international ou un sportif de très haut niveau en particulier dans le football.

Le rôle de l'expert est relativement simple, dans la mesure où une description précise sera faite démontrant en quoi le déficit physiologique imputable à un accident empêche provisoirement ou définitivement l'enfant de poursuivre son activité sportive ou artistique. Ainsi les parents sont donc ravis que les dons de leur petit prodige soient pris en considération, d'autant plus qu'il n'appartient pas au médecin de le quantifier.

Incapacité permanente partielle

Sera fixé selon les règles du Droit Commun par référence aux barèmes en vigueur, à savoir "barème indicatif d'évaluation des taux d'incapacité en droit commun" du Concours Médical édition 2001 ; ou barème proposé par la Société de Médecine Légale et de Criminologie de France (A. Lacassagne).

Frais futurs

Considérés après la consolidation, ils sont de deux ordres : occasionnels ou viagers.

Ils sont "occasionnels" concernant un traitement médical ou chirurgical destiné à améliorer un dommage esthétique, l'ablation de matériel d'ostéosynthèse ou frais de renouvellement de prothèse dentaire. Ils seront "viagers" pour des périodes d'hospitalisations, des traitements chroniques ou prothèses destinées à pallier certains handicaps ou rémunération d'une tierce personne en cas de perte totale ou partielle d'autonomie.

POINT PARTICULIER CHEZ L'ENFANT

Incidence scolaire

Elle ne se réduit pas à la notion d'éviction, d'échec aux examens, ou de redoublement de classe.

L'évaluation des performances scolaires antérieures, l'existence de troubles temporaires ou définitifs des fonctions intellectuelles supérieures ou de base, doivent être appréciées à moyen ou long terme afin d'évaluer les capacités intellectuelles et l'intensité des troubles cognitifs, décelables par des tests hautement spécialisés. Les conséquences seront toujours d'autant plus sévères que la lésion surviendra précocement, ainsi nous savons tous qu'un coma avec un indice de Glasgow à 6 ou 7 est un critère péjoratif dans l'évolution clinique.

Préjudice juvénile et perte de chance

Il s'agit de préjudice évoqué par "l'impossibilité d'exercer certaines professions ou certains métiers auxquels l'enfant se destinait..." Il s'agit d'une perte de chance sur le plan socio-économique qui est pris en compte globalement par le taux d'IPP.

Il appartiendra à l'expert d'argumenter en quoi du fait des séquelles définitives présentées par l'enfant ou l'adolescent, il ne pourrait exercer la profession à laquelle il se destinait, tout en considérant son cursus scolaire et son niveau d'études au moment de l'accident.

*
* *

L'expertise médico-légale pratiquée chez l'enfant obéit aux règles classiques de la technique expertale de l'adulte, mais en diffère par quelques particularités. En effet, l'expert se trouve en présence d'un être en constant devenir. L'expert est donc confronté à des difficultés techniques, en premier lieu pour fixer la date de consolidation des blessures. Malgré les connaissances anatomo-cliniques et physiologiques concernant l'évolution des fractures des os en croissance, les progrès dans l'évaluation des traumatisés crâniens graves, il est toujours difficile de fixer arbitrairement une date de référence.

Les autres postes de préjudices en droit commun, sont également l'objet de discussion tant pour la quantification des souffrances endurées que la qualification du dommage esthétique. Par ailleurs, il est nécessaire d'émettre les réserves d'usage en cas aggravation éventuelle, ce qui permet de clore momentanément un dossier dans de bonne condition, les parents étant toujours légitimement inquiets sur le devenir des séquelles à distance de l'expertise.

La spécificité de cet examen médico-légal repose sur l'approche psychologique faite par l'expert, qui dans le déroulement de l'examen devra faire preuve d'une écoute attentive tant de la victime que des accompagnants. Ne pouvant pas connaître toute la science médicale propre à l'enfance, il devra s'entourer de spécialistes pour évaluer en toute objectivité la réalité de l'expression d'un dommage ou des manifestations séquellaires.

L'expertise de l'enfant nécessite de la part du médecin examinateur des qualités humaines, faites de compréhension, d'intuition, qui relèvent de "l'humanisme médical" au sens large du terme, qui associe une parfaite connaissance anatomo-clinique et des connaissances de "l'âme humaine" dont les données psychologiques modernes permettent d'un peu mieux cerner quelques réactions sans toutefois en appréhender tous les mystères.

Dans cette dimension on peut adopter dans le cadre d'une expertise d'enfant ce qu'écrivait Antoine de Saint Exupéry dans *Le Petit Prince* "on ne voit bien qu'avec le cœur, l'essentiel est invisible pour les yeux."

Une bibliographie peut être obtenue auprès des auteurs

EXPERTISES ET PENSIONS MILITAIRES

PAR

E. LAPEYRE*, F. BANAL*, D. ROGEZ*, F. GENET*,
F. DOCHEZ*, F. JEGARD*, R. LAFAYE DE MICHEAUX*,
P. HUGEUX**, D. LAGAUCHE***

La reconnaissance et le droit à réparation constituent le fondement moral des pensions militaires d'invalidité dont l'existence est intimement liée aux deux derniers conflits mondiaux. Le développement des missions extérieures de "maintien de la paix" de nos Armées et l'inclusion récente des victimes d'actes de terrorisme en constituent les aspects modernes. L'identification des préjudices repose sur l'existence d'une infirmité et sur la notion d'imputabilité (par preuve, par présomption d'origine). Par nature, les principaux bénéficiaires en sont les militaires ; sont inclus de fait les catégories assimilées, tels que les déportés et internés politiques, les victimes civiles de guerres, les veuves, orphelins et ascendants. L'octroi de la pension est soumis à des conditions de lien avec le service et de cause à effet.

LA NOTION DE RECONNAISSANCE ET DE DROIT A RÉPARATION

Rappel historique

Par la loi du 02 août 1790 l'assemblée constituante érige en dette de reconnaissance de la nation les pensions versées aux militaires victimes d'infirmités consécutives aux guerres. Au 1er rang des droits des anciens combattants figure l'imprescriptible droit à réparation. Il constitue pour la société française un véritable impératif moral. Reconnaître et réparer les invalidités de ceux qui ont risqué leur vie pour leur pays ne peut que relever d'un droit spécifique, celui créé par la loi du 31 mars 1917, au lendemain de la grande guerre. Ces lois assurent le soutien de la nation, non plus seulement aux militaires, mais aussi aux veuves, aux orphelins, aux victimes civiles des guerres.

Les circonstances historiques ultérieures et en particulier les conséquences de la barbarie nazie créent et font reconnaître des nouvelles catégories de victimes de la guerre : membres des forces françaises de l'intérieur, membres de la résistance, déportés et internés politiques.

Le droit à réparation signifiant littéralement *"remettre en état quelque chose ayant subi des dégâts ou faire cesser un état préjudiciable en y apportant un remède ou un dédommagement dont l'importance et la nature sont adaptées aux préjudices matériels ou moraux dont font état les intéressés"*, doit être distingué de la notion de réparation en responsabilité civile.

---

* Service de Médecine Physique et de Réadaptation - Hôpital d'Instruction des Armées Percy - 101, avenue Henri Barbusse - 92141 Clamart Cedex

** Service de Médecine Physique et de Réadaptation - Institution Nationale des Invalides - 6, bd des Invalides - 75007 Paris

*** Service de Médecine Physique et de Réadaptation - HIA Legouest - 27, avenue de Plantières - BP 10 - 57998 Metz Armées

En effet, le droit de la victime à réparation en cas de guerre existe en dehors de toute faute de la puissance publique ou de ses représentants : on ne saurait imputer à l'Etat, surtout en cas de guerre ou de conflit qui lui sont imposés par des intervenants extérieurs, la responsabilité des préjudices subis par les personnes ayant participé à la défense de la nation.

La générosité, la reconnaissance solennelle de la République envers ceux qui ont assuré le salut de la patrie aboutissent ainsi à la notion de droit à réparation et à la mise en place d'une pension militaire d'invalidité dans une période (1re et 2e guerres mondiales) où les lois de protection sociale n'étaient pas aussi développées qu'aujourd'hui. Les guerres de décolonisation (Indochine et Algérie) ont pérennisé ces notions.

Comme son nom l'indique, **la pension d'invalidité indemnise non pas une blessure ou une maladie, mais l'invalidité qui en découle.**

Tous les textes relatifs à la législation des pensions ont été codifiés dans le "Code des Pensions Militaires d'Invalidité et des Victimes de Guerres". Ce code comprend 4 parties correspondant respectivement aux lois, aux règlements de l'administration publique, aux décrets et aux arrêtés. Selon le cas les articles de chaque partie sont précédés de la lettre L, R, D ou A. C'est ainsi que par exemple, l'article L.115 est l'article 115 de la partie législative.

On rappellera que la mise en œuvre des mesures est du ressort du Secrétariat à la Défense chargé des Anciens Combattants, compétent pour les questions administratives (pensions, soins gratuits, appareillages, etc.). Il lui est rattaché l'Office National des Anciens Combattants et Victimes de Guerres qui traitent des questions à caractère social. Enfin, l'Institution Nationale des Invalides relève de l'autorité du Secrétariat Général pour l'Administration (Direction des Statuts des Pensions et de la Réinsertion Sociale). A titre indicatif, au 31 décembre 2003, le nombre d'ayants droit s'élevait à 290 000 individus et celui d'ayants causes (veuves, orphelins, ascendants) à 135 600.

Aspects modernes des pensions militaires d'invalidité : l'adaptation aux nouveaux risques

Deux aspects méritent d'être développés et font l'actualité des pensions militaires d'invalidités :

1) Le plan Armée 2000 avec la fin de la conscription, la professionnalisation des Armées et le développement des missions extérieures. Actuellement l'Armée Française est dimensionnée à environ 330 000 hommes. En juillet 2004, 33 000 participaient à des missions extérieures sur de nombreux sites répartis dans le monde entier (Afghanistan, Kosovo, Tchad, Côte d'Ivoire, etc.). Ceci a représenté en 2003 environ 50 000 consultations, 870 évacuations sanitaires et une cinquantaine de rapatriements sanitaires (pour motifs graves).

Les missions de nos militaires français sont essentiellement des missions de "maintien de la paix", correspondant à une adaptation de la législation internationale (ONU) aux caractéristiques des conflits contemporains.

2) Les victimes de terrorisme. La loi n° 90-86 du 23 janvier 1990 leur confère la qualité de victimes civiles de guerres. Elle concerne toutes les nationalités, lorsque l'acte de terrorisme a été commis en France et les sujets de nationalité française pour les actes de terrorisme commis à l'étranger. Ce droit à réparation vient en complément de l'indemnisation assurée par le fond de garantie des victimes d'actes de terrorisme et autres infractions, auxquels les victimes ou leur famille, doivent en tout état de cause se mettre d'abord en rapport pour faire leur demande d'indemnisation. Ce droit à pension ne peut se cumuler avec l'indemnisation versée à titre principal par le fond de garantie.

IDENTIFICATION DES PRÉJUDICES

L'identification des préjudices repose sur deux principes : d'une part, l'existence d'une infirmité (rôle de l'expertise médicale) ; d'autre part, la notion d'imputabilité.

L'infirmité

Dans le cadre du traitement d'une demande de pension d'invalidité, l'expertise va constituer une pièce majeure afin que le requérant bénéficie des droits que la loi lui reconnaît et que la collectivité nationale ne se trouve pas lésée par l'acceptation de requêtes abusives. Cette dernière est réalisée par un ***médecin expert agréé*** : soit un médecin militaire spécialiste des hôpitaux, qualifié d'office, soit un médecin civil (liste annuelle agréée par le secrétaire d'état auprès des anciens combattants). Cet expert n'a en aucun cas un pouvoir de décision. Il fournit un avis motivé portant : - sur l'existence d'une infirmité et sur le degré d'invalidité qu'elle entraîne, exprimé par un taux, - sur son caractère "curable" ou "incurable", - sur les arguments médicaux qui interviennent dans l'appréciation de l'imputabilité, éventuellement sur le droit au bénéfice de l'article L.18 (assistance par une tierce personne).

Constatation d'une infirmité L'expert constate ou "récuse" l'existence d'une infirmité, séquelle d'une blessure ou d'une maladie source de gêne fonctionnelle physiologique, et la décrit. Le protocole d'expertise comporte : - Un libellé synthétique, court, précis, se rapprochant autant que possible des libellés qui figurent dans le guide barème, tout en respectant la nosologie actuelle (ce libellé synthétique se retrouvant sur le carnet de soins fourni au requérant lorsque l'invalidité est définitivement reconnue) ; - Un libellé analytique qui apporte des précisions sur l'infirmité : symptômes fonctionnels allégués, signes physiques observés, résultats des divers examens complémentaires (libellé servant ultérieurement de référence afin de juger d'une amélioration ou d'une aggravation éventuelle).

- Proposition d'un taux d'invalidité - L'expert propose un taux d'invalidité exprimé en pourcentage, fixé par référence au taux qui figure dans le "guide barème". Trois barèmes sont applicables : l'échelle de gravité de 1887, le barème de 1915, le barème de 1919. Ce dernier est enrichi de modificatifs en fonction de l'évolution des connaissances médicales. Il est ainsi plus complet et plus conforme à la nosologie actuelle. Lorsque l'infirmité figure dans plus d'un barème, l'expert doit choisir le plus avantageux. Le guide barème indique : - soit un taux précis, s'il s'agit d'une infirmité bien définie (ex. : amputation), ou une maladie évolutive grave (ex. : tuberculose ou cancer) ; - soit une fourchette indicative, avec possibilité de choix entre un taux minimum et un taux maximum dans les autres cas.

On peut éventuellement proposer un taux supérieur au taux maximum à condition de justifier son estimation et de ne pas dépasser le taux de 100 %. Il n'est pas possible de proposer un taux inférieur au taux minimum.

Dans certaines affections, les divers symptômes et syndromes qui s'associent doivent être dissociés et évalués individuellement, s'ils sont prévus et évalués séparément par le guide barème.

Par exemple, pour une sclérose en plaque : *a)* Paralysie du membre inférieur droit : 90 %. *b)* Paralysie du membre supérieur gauche : 90 %. *c)* Troubles sphinctériens : 25 %.

- **La recherche d'une infirmité antérieure** - L'expert doit rechercher si l'infirmité actuelle ne résulte pas de la complication ou de l'aggravation d'une infirmité antérieure indépendante du service. Si l'aggravation est considérée comme imputable, le taux qui serait revenu à l'infirmité antérieure doit être apprécié rétrospectivement pour être déduit du taux actuel (à moins que le taux global n'atteigne ou ne dépasse 60 %, auquel cas la totalité de l'infirmité est prise en compte).

- **Curabilité** - Il convient enfin de caractériser l'infirmité selon qu'elle est curable (cas par exemple des maladies) ou incurable (ex. : amputation de membre), c'est-à-dire susceptible ou non d'évoluer. Si l'on voulait établir un parallèle avec les expertises "civiles", la curabilité pourrait correspondre à la notion de consolidation.

- **L'article L.18 (tierce personne)** - Lors de l'expertise, il s'agit de se prononcer sur la nécessité d'une tierce personne pour assister l'invalide tout au long de la journée dans les activités de la vie quotidienne (se lever, se vêtir, marcher, se diriger, manger, satisfaire ses besoins naturels).

La notion d'imputabilité

Considérer une infirmité comme imputable, c'est admettre qu'il existe une relation de cause à effet directe et déterminante entre l'accomplissement du service et l'infirmité, celle-ci étant survenue par le fait ou à l'occasion du service (origine par preuve), constatée dans les délais légaux (notion de présomption d'origine). Il n'appartient pas à l'expert de se prononcer sur l'imputabilité mais de fournir des arguments médicaux susceptibles d'intervenir dans son appréciation.

- **Imputabilité par preuve** - Pour reconnaître l'imputabilité par preuve il convient d'établir : la réalité du fait initial (blessure ou maladie), la relation de ce fait initiale avec le service, la relation entre le fait initial et l'infirmité.

La *réalité du fait initial est au mieux constatée* par des documents officiels : - d'une part, le registre des constatations établi par le médecin au sein de chaque infirmerie de corps de troupes où sont inscrits tous les accidents et toutes les affections susceptibles de laisser des séquelles ou d'entraîner des complications ; - d'autre part, le rapport circonstancié établi par le commandement et qui décrit les circonstances précises de l'accident ou de l'affection.

En l'absence de constat officiel, il est possible de retenir d'autres arguments dont la valeur juridique est moindre : certificats divers, témoignages... L'existence de documents imprécis peut ainsi faire perdre leurs droits ultérieurs à l'intéressé.

Une fois la réalité du fait initial établie il convient de faire le lien avec le service.

Elle est le plus souvent évidente, dans le cadre d'une blessure dont la relation directe est déterminante lorsque l'accident est survenu pendant l'exécution du service (preuve directe). L'imputabilité sera également retenue lorsque l'accident survient sur le trajet direct du lieu du travail au domicile principal.

La relation avec le service est plus difficile à établir en cas de maladie quand il existe une affection contagieuse et un contexte épidémiologique patent (épidémie de méningite cérébrospinale) ou lorsque le délai d'incubation fait que l'affection ne peut avoir été contractée ailleurs qu'au corps, en l'absence de preuve contraire (preuve épidémiologique reposant sur une enquête). La preuve peut parfois être admise quand apparaissent des notions de séjour en zone d'hyper-endémicité (paludisme), de fatigue excessive, ou d'exposition aux intempéries liées au service (exposition en environnement extrême).

Dans ce cas, le rapport circonstancié établi par le Chef de Corps constitue un élément important dans l'appréciation de la preuve.

En dernier lieu, il convient d'établir la relation entre le fait initial et l'infirmité ; cette relation doit être directe et déterminante. Elle est facile à prouver en cas de blessure, plus difficile à établir en cas de maladie. Dans ce cadre, la notion de continuité de soins ou d'une surveillance depuis le fait initial constitue un argument important (filiation de soins). Cette notion médicale reconnue sur l'évolution de certaines affections peut être utile pour l'administration de la preuve telle que, par exemple, la filiation entre le syndrome de Fiessinger Leroy Reiter et la spondylarthrite ankylosante, la notion de rétrécissement mitral séquelle d'un rhumatisme articulaire aigu (notion de filiation, d'évolution médicale notoire).

Néanmoins, la notion de preuve contraire doit toujours être recherchée rendant ainsi l'affection non imputable au service. C'est le cas lorsque l'infirmité est antérieure au service (cas des affections congénitales), postérieure au service (preuve médicale lors de la libération de l'absence d'affection), ou bien étrangère au service (notion de faute détachable du service).

- Notion de présomption d'origine - La présomption d'origine est une disposition légale qui dispense certaines catégories de personnels, dans certaines conditions (de temps et de lieu), d'avoir à apporter la preuve de la relation avec le service, de la blessure ou de la maladie. Elle ne dispense évidemment pas d'établir la réalité du fait initial (blessure ou maladie) et la relation de l'infirmité avec la blessure ou la maladie. En sont bénéficiaires : les déportés, les internés politiques, les prisonniers de la guerre 39-45, les militaires pendant les guerres et les engagés sur les territoires d'opérations extérieures (14-18, 39-45, Indochine, Algérie, Tchad, Liban, Golfe Persique, etc.).

BARÈMES ET RÉPARATIONS

Principaux bénéficiaires

Par nature, la pension militaire d'invalidité est une mesure de réparation dont ne peuvent bénéficier que les militaires en activité de service et les anciens militaires. Cependant, cette mesure a été étendue à des catégories assimilées telles que les membres de la résistance et des forces françaises de l'intérieur pendant la guerre 39-45, les déportés et internés résistants, les victimes civiles de guerres, les déportés et internés politiques de nationalité française, les veuves, orphelins et ascendants des catégories ci-dessus. L'octroi de la pension est soumis à deux conditions : - l'événement entraînant l'invalidité doit s'être produit en un temps et en un lieu où s'exerçait le service, - d'autre part, il doit être rattaché au service par un lien de cause à effet.

Ce ne sont ni la maladie, ni la blessure elles-mêmes qui font l'objet d'une pension pour le préjudice qu'elles causent, mais uniquement leurs séquelles physiologiques, sans considérer les incidences sur l'exercice de la profession initiale comme cela est le cas dans la législation du travail. Autre grande différence, la gêne fonctionnelle provoquée par l'affection peut être reconnue comme infirmité, sans attendre le stade hypothétique des séquelles. Ainsi, l'on prend en considération l'état du postulant à la date du dépôt de sa demande.

Evaluations et barèmes

L'évaluation du degré d'infirmité se fait en "pourcentage" apprécié de 5 en 5 jusqu'à 100 %. L'estimation traduit l'importance relative de l'infirmité en tant que handicap physiologique, sans faire référence au degré d'incapacité due au travail, ce qui constitue là aussi une différence avec la législation des accidents du travail. Le taux minimum indemnisable d'une infirmité est fonction de sa nature et de son origine : - aucune infirmité n'est indemnisable si son taux est inférieur à 10 % ; - au cours des campagnes de guerre, le minimum indemnisable des séquelles de blessures ou de maladie est fixé à 10 % ; - en dehors des campagnes de guerre, le minimum indemnisable est de 10 % s'il s'agit d'une blessure unique, 30 % en cas de maladie unique, 40 % s'il s'agit de plusieurs maladies, 30 % en cas d'association de blessure et de maladie.

Ainsi, la législation est plus généreuse pour les séquelles de blessure que pour les séquelles de maladie, et plus généreuse pour les infirmités survenues à l'occasion des campagnes de guerre.

Si aucune infirmité n'atteint le taux minimum indemnisable, elle est citée, ainsi que son taux, mais son origine ne sera pas recherchée, sauf s'il s'agit d'un militaire encore en activité.

En cas d'état antérieur, si le taux global est inférieur à 60 %, le taux antérieur sera déduit et l'indemnisation ne portera que sur la part d'aggravation par le service. Si, par contre, le taux global dépasse 60 %, le taux antérieur est pris en compte pour l'indemnisation, pourvu que la part d'aggravation atteigne le minimum indemnisable.

Le mode de calcul du taux global d'invalidité quand l'infirmité est multiple, n'est pas le même lorsqu'aucune infirmité atteint ou n'atteint pas le taux de 100 %. Si aucune infirmité n'atteint 100 %, il convient alors d'utiliser la règle de Balthazard, stipulant que le degré d'invalidité est considéré intégralement pour l'infirmité la plus grave, et pour chacune des infirmités supplémentaires, proportionnellement à l'invalidité restante par rapport à 100 %. Si toutes les infirmités ont un taux de 10 %, la règle est appliquée *stricto sensu* en arrondissant le résultat final aux multiples de 5 immédiatement supérieurs comme dans l'exemple suivant :

Exemple		**Taux**	**Validité restante**
1re infirmité :	10 %	10 %	90 %
2e infirmité :	10 % de 90 %	9 %	81 %
3e infirmité :	10 % de 81 %	8,10 %	72,9 %
4e infirmité :	10 % de 72,9 %	7,29 %	65,61 %
			Taux global = 34,39 %

Par contre, lorsqu'une infirmité au moins atteint le taux de 20 %, il convient alors de les classer dans l'ordre décroissant de leur taux respectif et de rajouter un suffixe de 5 % à la deuxième infirmité, de 10 % à la troisième, etc. ; le calcul de la règle de Balthazard est alors pratiqué en ajoutant son suffixe à chacun des taux sur la validité restante après chaque déduction, comme dans l'exemple suivant :

	Exemple	**Taux**	**Validité Restante**
1re infirmité :	= 50 %	50 %	50 %
2e infirmité : 30 % + 5	= 35 % de 50 %	17,50 %	32,50 %
3e infirmité : 20 % + 10	= 30 % de 32,50 %	9,75 %	22,75 %
4e infirmité : 10 % + 15	= 25 % de 22,75 %	5,68 %	
		Total global = 82,93 % arrondi à 83 %	

Il convient de remarquer que, quel que soit le mode de calcul, l'on ne peut atteindre un taux d'invalidité global de 100 %, sinon en arrondissant. Lorsqu'une infirmité au moins atteint 100 % (invalidité absolue), le taux d'invalidité résultant des infirmités qui viennent s'ajouter à celle-ci est exprimé en "degrés de surpension". Chaque degré correspond à un taux d'invalidité de 10 %. Le nombre de degrés de surpension étant un nombre entier, il convient d'arrondir à l'unité supérieure. Lorsqu'il ne s'ajoute qu'une seule infirmité, son taux s'ajoute arithmétiquement comme dans l'exemple suivant : - 1re infirmité : 100 %, - 2e infirmité : 25 %, - Taux d'invalidité = 100 % + 3 degrés (par arrondissement).

Par contre, s'il s'ajoute plus de deux infirmités, celles-ci sont classées dans l'ordre décroissant de leur taux respectif, en ajoutant les suffixes + 5 %, + 10 %, etc., respectivement à la deuxième, à la troisième, invalidité.

La somme arithmétique des taux d'invalidité et des suffixes arrondis à la dizaine supérieure, divisée par 10, permet d'obtenir le nombre de degrés de surpension comme dans l'exemple suivant :

	Taux	Suffixe
1re infirmité	100 %	
2e infirmité	70 %	+ 5 %
3e infirmité	40 %	+ 10 %
4e infirmité	30 %	+ 15 %
Total	**100 %**	+ 170 %

Taux d'invalidité global : 100 % + 17 degrés

Cependant, il existe des exceptions à la règle de Balthazard prévues dans les textes et qui sont fonction du siège de l'infirmité (comme par exemple une majoration de 5 % pour appareillage impossible d'un membre inférieur amputé), ou bien la catégorie du bénéficiaire (telle que les victimes de la déportation).

Le regroupement de plusieurs infirmités en une seule blessure permet d'atteindre rapidement le taux de 100 % et de décompter les infirmités supplémentaires en degrés de surpension.

Réparations : Les prestations liées aux pensions

Ces prestations associent l'indemnisation pécuniaire que constitue la pension d'invalidité, les allocations et avantages supplémentaires concédés à certaines catégories d'invalides, les facilités d'accès aux soins, les avantages sociaux divers. Le montant de la pension est ainsi fonction du nombre de points d'indice et de degrés de surpension éventuel, de la valeur du point d'indice, de la majoration pour article L.18 (tierce personne ou enfant à charge). Ce nombre de points d'indice est fonction du taux d'invalidité et du grade du prestataire : pour les militaires en activité le taux soldat sera systématiquement appliqué à tous. A la retraite, le point d'indice sera fonction du grade détenu. Le total des points d'indice est de 372 pour le soldat (taux appliqué également aux victimes civiles de guerres, aux déportés, internés, etc.). Il s'élève à 388,4 pour l'adjudant-chef, 598,2 pour le capitaine au 4e échelon, 865,4 pour le colonel au 2e échelon et 1 210,6 pour le général de division 2e échelon.

La différence peut donc être considérable. C'est pour cette raison que le grade n'a d'effet que pour la pension principale, et non pour les degrés de surpension ou les prestations complémentaires que nous verrons plus loin.

Pour information, le tableau ci-dessous reproduit l'indice du taux soldat en fonction des degrés d'invalidité :

Degré d'invalidité (en pourcentage)	***Indice de pension***
10	48
15	72
20	96
25	120
30	144
35	168
40	192
45	216
50	140
55	264
60	288
65	312
70	336
75	360
80	384
85	625
90	745
95	872
100	1000

En cas de surpension on ajoute autant de fois 16 points d'indice qu'il y a de degrés au-dessus de 100 %.

Ce point d'indice correspond à 1 millième du traitement brut d'un fonctionnaire d'état à l'indice 205 net (237 majoré). A titre indicatif, la valeur du point d'indice était de 12,88 euros en février 2004.

La pension peut être accordée à titre temporaire ou à titre définitif selon le caractère curable ou incurable de l'infirmité *(cf. supra)*.

Cependant, une pension accordée à titre temporaire peut l'être à titre définitif, après trois ans en cas de blessure, ou 9 ans en cas de maladie.

Il existe par ailleurs, en sus de la pension militaire d'invalidité proprement dite, des allocations spéciales. Nous citerons ici le statut de grand invalide, lorsque l'invalidité atteint au moins 85 %, permettant une majoration de points d'indice supplémentaires proportionnelle au taux global de la pension.

Les bénéficiaires de l'article L.18 peuvent prétendre à une majoration égale au 1/2 de leur pension s'ils sont obligés de recourir de façon permanente à l'assistance d'une tierce personne.

Le double article L.18 donne, lui, droit à une majoration égale au montant de la pension en cas d'infirmités multiples dont deux au moins prises isolément auraient assuré le bénéfice de la tierce personne.

Bien différent est le statut de grand mutilé de guerre (GM), qu'il convient de ne pas confondre avec le statut de grand invalide et qui n'est accordé qu'à certaines catégories de blessés de guerre réunissant 5 conditions : - de personnes (combattants), - d'origine (infirmité contractée dans une unité combattante), - d'imputabilité par preuve (hormis les déportés), - de nature (blessure de guerre ou en service commandé), - d'importance (taux d'invalidité fixé à plus de 85 %).

Ce statut leur confère le droit à des allocations supplémentaires, au bénéfice éventuel de la tierce personne (article L.18) et un mode de calcul plus avantageux du taux global d'invalidité (article L.17).

Les facilités de soins sont résumées par l'article 115 : les soins gratuits ne sont accordés que pour les infirmités pensionnées. Un carnet de soins est remis à chaque pensionné. Il leur permet l'accès aux soins externes gratuits avec libre choix des secteurs médicaux et paramédicaux, la prise en charge des prescriptions pharmaceutiques, l'accès gratuit aux structures hospitalières (publiques ou privées lorsqu'elles sont agréées).

Parmi les avantages sociaux divers nous citerons : - des droits de priorité (accessibilité aux transports publics, commerces, administrations, etc.) ; - des réductions de tarifs sur les moyens de transports, dont l'importance varie en fonction du taux d'invalidité ; - la possibilité de bénéficier d'emplois réservés dans les établissements publics et les collectivités ; - la possibilité pour les ayants causes (veuves, orphelins, ascendants) de bénéficier au décès du pensionné du maintien de la pension à taux normal ou de réversion en fonction des conditions.

Aggravations et recours

Une révision pour aggravation ou complication peut être obtenue.

En cas de pension temporaire, si l'aggravation est reconnue, le nouveau taux proposé entre en vigueur à la date de la réception de la demande de révision jusqu'à expiration de la période triennale qui correspond aux révisions périodiques des pensions à titre temporaire. Si une amélioration était constatée, par contre, le taux ne serait pas diminué jusqu'à expiration de la période triennale en cours.

En cas de pension définitive, l'aggravation n'est prise en considération que si elle est de 10 % au moins.

Enfin, notons que des voies de recours sont possibles en matière de pension. La loi accorde aux intéressés un recours contre toute décision primitive "ou ministérielle" de concession ou de rejet, ne donnant pas satisfaction.

Les contentieux des pensions relèvent de juridictions spéciales calquées sur les juridictions civiles. Les décisions sont ainsi susceptibles en première instance d'un recours devant le tribunal des pensions. Les jugements de ce tribunal sont susceptibles d'appel devant la cour régionale des pensions. Enfin, il existe un juge de cassation devant la Commission Spéciale de Cassation des Pensions.

*

* *

"La patrie à ses enfants généreuse et reconnaissante".

Cette maxime inscrite sur les linteaux de nos nombreux monuments aux morts constitue le fondement moral, résumé dans l'article L.1, du code des pensions militaires d'invalidité. Le droit à réparation exprime ainsi la reconnaissance et la générosité de la Patrie envers ses enfants. Les traumatismes successifs des deux derniers conflits mondiaux en constituent le socle historique. L'évolution et la modernité sont apportées par le développement des missions extérieures de "maintien de la paix" de nos armées et par l'inclusion récente de victimes d'actes de terrorisme.

Les armées et la guerre n'auront qu'un temps, car, malgré les paroles d'un sophiste, il n'est point vrai que, même contre l'étranger, la guerre soit "divine" ; il n'est point vrai que la terre soit "avide de sang". La guerre est maudite de Dieu et des hommes qui la font.

Alfred de Vigny – Servitude et Grandeurs Militaires II 1

BIBLIOGRAPHIE

[1] ANDRIEU-FILLIOL C., LACOSTE R., DUCOS-ADER R., DELVAUX A. - *Code Annoté des Pensions Militaires d'Invalidité, des Victimes de la Guerre et d'Actes de Terrorisme.* Lavauzelle éd, Paris 1992 (11e éd.) — [2] PETIT C., GATTO J.L. - *Guide social des anciens combattants et victimes de guerre.* Lavauzelle éd, Paris 1986 (4e éd.) — [3] LIMONIER B. - *Ministère de la Défense. Secrétariat Général pour l'Administration. Direction de la Fonction Militaire et des Personnels Civils. Service des Pensions des Armées.* Les pensions militaires d'invalidité (éd. 2004). — [4] MINISTÈRE DE LA DÉFENSE. *Secrétariat Général pour l'Administration. Direction des Statuts des Pensions et de la Réinsertion Sociale.* Le droit à réparation (éd. 2002). — [5] MINISTÈRE DE LA DÉFENSE. *Secrétariat Général pour l'Administration. Direction des Statuts des Pensions et de la Réinsertion Sociale.* Les droits des victimes d'actes de terrorisme (éd. 2002).

B

L'EXPERTISE ET L'ASSISTANCE AU QUOTIDIEN EN MPR

SÉQUELLES DES TRAUMATISMES CRANIO-MAXILLO-FACIAUX : modalités de la réparation médico-légale

PAR

P. JAMMET*

En diminution grâce à une meilleure prise en charge au stade primaire, les séquelles des traumatismes de la face ont un pronostic souvent défavorable dans le cas de séquelles sensorielles ou motrices d'origine neurologique. Plus favorables sont les séquelles fonctionnelles ou morphologiques, grâce au progrès de la chirurgie réparatrice. La prise en charge primaire ou secondaire est la plupart du temps multidisciplinaire tant sur le plan de l'évaluation diagnostique que sur le plan thérapeutique et fait donc appel à différentes spécialités de l'extrémité céphalique à savoir l'oto-rhino-laryngologiste, l'ophtalmologiste, le neurochirurgien, les kinésithérapeutes [1, 2].

Ces séquelles génèrent souvent des conséquences sociales et un retentissement psychologique non négligeable.

LES TRAUMATISMES DE LA MANDIBULE ET DES MAXILLAIRES

Traumatismes alvéolo-dentaires

Maxillaire et mandibule sont des structures osseuses qui supportent les organes dentaires. Les traumatismes de ces structures peuvent donc entraîner

* Service de Chirurgie Maxillo-Faciale et Stomatologie - CHU Lapeyronie - 371, avenue du Doyen Gaston Giraud - 34295 Montpellier Cedex 5

soit une *atteinte directe* des organes dentaires à titre de luxation, subluxation ou fracture soit des *lésions indirectes* par lésion de l'os alvéolaire ou dévitalisation. Ces pertes de vitalité pulpaire peuvent être à l'origine de complications infectieuses secondaires qui pourront alors imposer leur avulsion. Chez l'adulte, les édentations post-traumatiques peuvent bénéficier de l'ensemble de procédés de restauration à savoir : prothèse conjointe, adjointe, implanto-portée. Concernant ce dernier mode de réparation, les pertes de substance osseuse, alvéolaire, peuvent nécessiter dans certains cas des greffes osseuses.

Chez l'enfant, les lésions de germes dentaires impliquées dans les traits de fractures peuvent être à l'origine de dysharmonies dento-alvéolaires ou de *troubles de la croissance*. La survenue de traumatisme en denture lactéale ou mixte pose des problèmes spécifiques de réhabilitation prothétique transitoire dont le but est souvent le maintien de l'espace. La réhabilitation prothétique définitive ne sera réalisée qu'en fin de croissance.

Les cals vicieux des maxillaires

Ils se définissent comme *la consolidation en malposition d'un foyer de fractures*. Bien que rares, les circonstances de survenue des cals vicieux des maxillaires sont souvent la conséquence de situations particulières : - retard de mise en œuvre du traitement chirurgical du fait d'un poly-traumatisme, d'un coma ; - méconnaissance d'une malocclusion préexistante corrigée de manière abusive ; - fracture négligée (région condylienne) ; - défaut de réduction des suites d'une ostéosynthèse par plaque ; - défaut de contention par utilisation de fil d'acier non associé à un blocage maxillo-mandibulaire.

Les expressions de ces cals vicieux peuvent être occlusales et/ou morphologiques. On peut ainsi observer des simples troubles occlusaux par interférences interdentaires, des troubles majeurs associant des *contacts prématurés*, une *béance inter-dentaire* voire une *latéro-déviation*. Les troubles morphologiques quant à eux peuvent aller jusqu'à générer une véritable asymétrie faciale. Ainsi, une fracture d'un corpus mandibulaire mal traitée peut générer une béance inter-dentaire homolatérale. Les fractures condyliennes quant à elles, généreront une béance controlatérale lorsqu'elles sont unifocales et antérieures lorsqu'elles sont bifocales.

Les fractures trifocales de la mandibule peuvent être à l'origine d'une valgisation des régions goniaques.

Une fracture de type Le Fort mal réduite générera classiquement *un contact molaire prématuré* associé à une béance antérieure. Cette situation générera un excès vertical inférieur associé à une rétrusion de l'étage moyen de la face réalisant une *rétromaxillie.*

Le traitement des cals vicieux des maxillaires nécessite un bilan préopératoire par réalisation de modèles d'étude, des téléradiographies avec analyse céphalométrique, un examen tomodensitométrique souvent associé à une reconstruction tridimensionnelle. La réalisation de reconstruction stéréolithographique et la planification des choix thérapeutiques adaptés sont une technique innovante de plus en plus utilisée dans les cas complexes.

Le but de traitement de ces cals vicieux est la restauration intégrale de la fonction manducatrice et morphologique. Ces traitements font appel à trois grandes modalités thérapeutiques : - les traitements orthodontiques, le plus souvent par techniques multibagues ; - le traitement chirurgical par réalisation d'ostéotomies ; - le traitement kinésithérapique afin de récupérer toutes les amplitudes articulaires ;

Les indications sont très variables selon les formes cliniques.

Les *pseudarthroses maxillo-mandibulaires* se définissent comme l'absence de consolidation à la sixième semaine au niveau de l'étage moyen de la face et au deuxième mois à la mandibule. Très rares de par l'utilisation de plus en plus fréquente de plaques d'ostéosynthèse rigides, elles sont plus souvent la conséquence d'une infection du foyer de fracture que d'une contention insuffisante. L'origine dentaire (perte de vitalité pulpaire post-traumatique) est l'étiologie la plus fréquemment rencontrée.

Les troubles neuro-sensoriels

Ils consistent en une atteinte du nerf alvéolaire inférieur ou du nerf infra-orbitaire.

Les *traumatismes du nerf alvéolaire inférieur* peuvent être à l'origine d'une anesthésie ou d'une hypoesthésie d'un territoire cutané de la lèvre inférieure et du menton. Leur origine peut être soit traumatique soit iatrogène. Leur récupération est lente et parfois sur un mode dysesthésique. Le traitement médical mais également chirurgical (neurolyse, décompression) est souvent illusoire.

Il en est de même pour les *atteintes du nerf infra-orbitaire* dans son canal infra-orbitaire ou à son émergence qui génère une hypo-anesthésie de la région génienne.

LES TRAUMATISMES DE L'ARTICULATION TEMPORO-MANDIBULAIRE

Diarthrose bicondylienne à disque interposé, l'articulation temporo-mandibulaire est à l'origine des mouvements de la cinétique mandibulaire représentée par l'ouverture buccale, la propulsion mandibulaire, les mouvements de diduction droit et gauche.

L'atteinte de cette articulation est le plus souvent indirecte par un impact mentonnier et parfois associée à d'autres traits de fracture corporéaux. Un mouvement de fléau peut également endommager les structures disco-ligamentaires dont l'expression clinique sera plus tardive. La négligence ou le traitement mal adapté de ces lésions est à l'origine de deux types de séquelles essentiellement rencontrées : l'ankylose temporo-mandibulaire et le syndrome algodysfonctionnel de l'appareil manducateur.

L'ankylose temporo-mandibulaire

Autrefois d'origine infectieuse, l'ankylose temporo-mandibulaire correspond à la constitution d'un tissu cicatriciel fibreux, osseux ou mixte unissant le ramus mandibulaire à la base du crâne. Elle est en général la conséquence de la méconnaissance ou du traitement mal adapté d'une fracture de la région condylienne. Chez l'adulte, elle s'exprime sous forme de limitation de l'ouverture buccale à l'origine de difficultés d'hygiène puis de processus carrieux importants, atteintes du parodonte, et de troubles de l'alimentation. Chez l'enfant, bien que rare dans les pays occidentaux, elle peut être à l'origine d'un verrouillage de la croissance faciale et donc d'une asymétrie faciale en cas d'atteinte unilatérale et d'une micro-mandibulie en cas d'atteinte bilatérale. Leur traitement est chirurgical par la levée du verrou d'ankylose associé immédiatement à une prise en charge kinésithérapique spécialisée.

Le syndrome algodysfonctionnel de l'appareil manducateur (SADAM)

Les malocclusions séquellaires des traumatismes des maxillaires, les atteintes articulaires d'origine osseuses, fibreuses ou discocartilagineuses peuvent être à l'origine de cette symptomatologie. Celle-ci associe des manifestations algiques locales associées à des craquements, des claquements et des myalgies avec irradiations intéressant les muscles élévateurs mais également abaisseurs de la mandibule. Un trouble de la cinétique mandibulaire est souvent représenté par un trismus.

TRAUMATISMES DE LA PYRAMIDE NASALE

Très fréquemment lésée de par sa proéminence chez l'adulte au contraire du jeune enfant, la pyramide nasale présente une structure ostéo-cartilagineuse. Cette structure comporte les os propres du nez et les parois latérales et sagittales des fosses nasales. Cette cloison nasale comporte deux structures : cartilagineuse antérieure et osseuse postérieure représentée par le vomer et la lame perpendiculaire de l'ethnoïde.

En cas de traumatisme important, les lésions peuvent s'étendre aux structures orbitaires environnantes. Les structures cartilagineuses antérieures s'effacent devant le traumatisme chez l'adulte. Chez l'enfant, les traumatismes de la pyramide nasale génèrent des déviations auxquelles peuvent s'ajouter des troubles du développement osseux de la croissance des maxillaires responsables de troubles dysmorphiques voire de l'articulé dentaire par défaut de poussées de croissance postéroantérieures.

Les séquelles fonctionnelles

Elles sont représentées essentiellement par des troubles de la perméabilité narinaire (sténose, atteinte septale) et donc une perturbation de la fonction respiratoire avec ses conséquences sur l'aération des sinus paranasaux (mucocèle, sinusite post-traumatique). Leur diagnostic est clinique avec utilisation essentiellement du miroir de Glatzel, de la rhinoscopie antérieure voire naso-fibro-sinusoscopie. L'examen tomodensitométrique tridimensionnel permet une analyse fine de ces séquelles dont la correction fait appel à la rhinoseptoplastie.

Les séquelles morphologiques

Elles sont représentées par des déviations, des asymétries des orifices narinaires ou élargissement, les anomalies de l'arête nasale de profil.

Les déviations nasales réalisent une scoliose nasale.

Les lésions de l'arête ou dorsum nasi sont essentiellement représentées par des séquelles à type d'ensellure post-traumatique qui se situent le plus souvent au niveau du tiers supérieur du dorsum par atteinte des os propres du nez. La correction chirurgicale de ce type de séquelle fait le plus souvent appel aux appositions de greffons osseux ou cartilagineux.

Ces fractures peuvent également être à l'origine d'un télécanthus : (élargissement de la racine du nez) dont le traitement imposera des techniques d'ostéotomie et de canthopexie dont les résultats seront souvent incomplets.

LES TRAUMATISMES DE LA RÉGION ORBITAIRE

Situés au niveau des confins crânio-faciaux, les traumatismes de la région orbitaire peuvent être à l'origine de séquelles fonctionnelles et/ou morphologiques. Parmi ces séquelles fonctionnelles, on distingue les séquelles motrices et sensorielles dont les plus fréquentes sont représentées par :

L'atteinte de l'acuité visuelle et du champ visuel

Partielles ou totales, elles sont en rapport avec des lésions du globe oculaire qui nécessitent une prise en charge ophtalmologique.

Des atteintes du nerf optique peuvent être directes par section, arrachement, mais de manière plus fréquente indirectes par lésion vasculaire ou compression par un hématome rétrobulbaire ou par une esquille osseuse provenant des parois de l'orbite, des fractures irradiées vers le canal optique ou la fente sphénoïdale.

Dans l'urgence et en cas de menace de cécité, une réduction fracturaire ou un drainage d'hématome peuvent être nécessaires.

Tout traumatisme orbitaire doit faire l'objet d'un bilan ophtalmologique systématisé. La mise en évidence d'une atteinte de l'acuité visuelle voire d'une cécité est généralement de pronostic péjoratif malgré la mise en place de traitements médicaux anti-inflammatoires stéroïdiens vasodilatateurs.

La diplopie

Une diplopie persistante est une invalidité qui peut être majeure en particulier lorsqu'elle existe dans le regard primaire et la lecture. Souvent associée à une énophtalmie, elle répond à deux étiologies : mécaniques ou neurogènes. Parmi les lésions mécaniques, on distingue l'inadaptation du rapport contenant/contenu orbitaire intéressant souvent le plancher de l'orbite mais également par incarcération ou embrochage musculaire intéressant les muscles oculomoteurs. L'atteinte des troisième, quatrième ou sixième paires crâniennes induit généralement une diplopie neurogène.

Toute diplopie séquellaire doit faire l'objet d'une exploration ophtalmologique avec réalisation d'un test de Lancaster.

Si les diplopies neurogènes séquellaires sont peu accessibles à la thérapeutique et donc souvent définitives, les diplopies mécaniques peuvent bénéficier d'ostéotomies, de greffes osseuses, d'orthoptie et/ou kinésithérapie, de chirurgie oculomotrice.

L'atteinte des voies lacrymales

Organes annexes des globes oculaires, elles peuvent être à l'origine d'un épiphora ou d'une dacryo-cystite chronique dont l'exploration sera réalisée par cathétérisme avec instillation de sérum physiologique éventuellement complétée par une dacryocystographie.

Les procédés de réparation par de dacryocystorhinotomie sont souvent décevants.

Lésion des nerfs infra-orbitaires et sus-orbitaires

Elles sont souvent la conséquence d'une lésion du plancher orbitaire. Leur évolution est imprévisible tant dans son intensité que son mode évolutif qui peut être dysésthésique et donc très invalidant. Les tentatives chirurgicales de décompression, de neurolyse secondaire sont en général peu concluantes.

Les séquelles morphologiques

Elles résultent d'une atteinte de la cavité ou du cadran orbitaire et sont souvent associées à une asymétrie de la pommette de même que des lésions palpébrales cicatricielles.

Les énophtalmies et exophtalmies

Plus fréquentes que les exophtalmies, les énophtalmies correspondent à un recul du globe oculaire dans la cavité orbitaire. Elles sont la conséquence d'une modification de la forme et du volume du contenant orbitaire majoré par la fuite graisseuse intra-orbitaire dans la cavité sinusienne sous-jacente réalisant une diminution du contenu orbitaire.

Cliniquement, les énophtalmies se manifestent par un accroissement du sillon palpébral supérieur, un pseudoptosis et une disparition des poches graisseuses au niveau des paupières supérieures et inférieures. Au-delà de deux millimètres et après évaluation soit scanographique soit par exophtalmomètre de Hertel, elle impose une correction. Celle-ci fera appel soit à des techniques d'ostéotomie soit à des techniques de greffes osseuses.

L'éviscération et énucléation

L'éviscération doit être préférée à l'énucléation et son traitement est optimisé en cas de mise en place rapide d'un implant le plus proche possible de la taille du globe.

Si les fractures naso-maxillaires génèrent des distopies canthales médiales parfois à l'origine d'un télécanthus, c'est le déplacement ou cal vicieux d'une fracture intéressant l'apophyse fronto-orbitaire qui est responsable de la dystopie canthale latérale. Leur traitement est identique.

Le recul de la pommette

Générant une véritable asymétrie faciale, généralement due aux fractures maxillo-zygomatiques, leur réparation fait appel à des procédés de reconstruction chirurgicale par ostéotomie associée à une prise en charge kinésithérapique.

*
* *

Par leur polymorphisme, les séquelles des traumatismes de la face nécessitent très souvent une prise en charge pluridisciplinaire (ophtalmologistes, kinésithérapeutes, radiologues...). C'est la prise en charge primaire qui conditionne de part sa qualité la survenue des séquelles dont le pronostic sera toujours réservé et la correction beaucoup plus difficile.

LE BLESSÉ MÉDULLAIRE

PAR

M. BARAT*, P. DEHAIL, M. DE SEZE,
P.-A. JOSEPH, J.-M. MAZAUX

Les traumatismes vertébro-médullaires ne résument pas les causes de paraplégies ou tétraplégies mais représentent par leur fréquence, leur survenue habituelle chez l'adulte jeune, leur caractère systématisé du fait de la lésion transverse de la moelle épinière et des racines adjacentes, le type clinique d'une situation gravement handicapante, générant des déficiences et incapacités multiples et intriquées.

Les dernières décennies ont permis de systématiser les bases d'une bonne pratique médicale, de l'urgence aux soins intensifs précoces, de la réadaptation médicale à la réinsertion.

Dans les pays industrialisés, l'incidence des blessures de la moelle reste très élevée de l'ordre de 20 à 25 nouveaux cas par million d'habitants et par an, soit en France plus de 1 000 nouveaux cas chaque année. On estime dans notre pays à environ 50 000 le nombre de personnes ayant été victimes de traumatismes vertébro-médullaires vivant avec des séquelles lourdes, définitives, confinées le plus souvent au fauteuil roulant.

Les accidents de la voie publique restent la première cause de ces traumatismes vertébro-médullaires, mais au cours de la dernière décennie on a observé une augmentation des blessures par agression (arme à feu...), tentative d'autolyse (défenestration), sports à risque et loisirs (plongeons, parapente...) avec par contre l'amorce d'une réduction des accidents de travail chez les professions exposées (charpentiers, couvreurs...). Surtout les conditions traumatiques ont inversé la proportion de la sévérité fonctionnelle : il y a actuellement un peu plus de lésions de la moelle cervicale responsables de tétraplégies que des autres segments médullaires avec paraplégie. Selon l'âge, 2 pics de fréquence sont clairement identifiés : essentiellement l'adulte jeune, 2 fois sur 3 un homme entre 20 et 35 ans et au-delà de 65 ans, la blessure de la moelle épinière survenant alors à la suite de chutes, le plus souvent sur un rachis fragilisé.

L'ÉVALUATION NEUROLOGIQUE

Que ce soit dans le contexte de l'urgence ou au stade séquellaire, l'évaluation neurologique a comme objectif d'assurer le diagnostic de blessure médullaire et reconnaître le caractère complet ou incomplet de la lésion. La reproductibilité de cet examen permet de porter un pronostic fonctionnel visant à ajuster les besoins du patient au cours du long processus de rééducation et de réadaptation.

* Service de Médecine Physique et de Réadaptation - Fédération des Neurosciences Cliniques - CHU de Bordeaux et Université Victor Segalen Bordeaux 2 - Hôpital Pellegrin - 33076 Bordeaux Cedex

L'examen neurologique comporte 4 temps : moteur, sensitif, réflexe et examen des segments sacrés

— L'examen moteur

Il s'agit du testing musculaire se basant sur l'exploration d'un muscle clef pour chacune des 10 paires de myotomes. Chaque muscle clef doit être examiné dans le sens rostro-caudal ; la force de chaque muscle étant cotée selon l'échelle internationale de 0 à 5 : - C5, fléchisseurs du coude (biceps, brachio-radialis), - C6, extenseurs du poignet (longs et courts extenseurs du carpe), - C7, extenseurs du coude (triceps), - C8, fléchisseurs des doigts (fléchisseurs communs profonds au niveau du majeur), - T1, abducteur du V (abductor digiti-minimi), - L2, fléchisseurs de hanche (ilio-psoas), - L3, extenseurs du genou (quadriceps), - L4, fléchisseurs dorsaux de la cheville (tibialis anterior), - L5, longs extenseurs des orteils (extensor hallucis longus), - S1, fléchisseurs plantaires de cheville (gastrocnémiens, soléaire).

Mais l'évaluation des 10 muscles clefs de chaque côté ne résume pas l'examen moteur, notamment dans la réévaluation secondaire et le suivi tardif. Mais cependant, la cotation des autres muscles n'est pas utilisée pour déterminer le score moteur ou le niveau. En fonction de ce dernier, il sera important d'évaluer : - les intercostaux et éventuellement le diaphragme en scopie, - les deltoïdes, - les abdominaux, les fessiers, les ischiojambiers, les adducteurs de hanche...

— L'examen sensitif

L'établissement du ***score sensitif*** s'appuie sur l'examen des "points clefs" de chacun des 28 dermatomes droits et gauches. A chacun des points clefs, deux aspects de la sensibilité doivent être examinés : sensibilité à la douleur (piqûre) et au toucher léger. L'échelle utilisée est à 3 points : 0 = absente, 1 = déficitaire ou hyperesthésique, 2 = normal.

Mais de même que pour l'examen moteur, l'examen sensitif exhaustif permettant d'affirmer le caractère complet ou non de la lésion doit interroger le sens de position articulaire (kinesthésie), le sens vibratoire (pallesthésie), la conscience d'une pression profonde ou d'une douleur profonde sous lésionnelle (sensibilité testiculaire, tendineuse, intra-abdominale...).

— L'examen réflexe

Il n'a pas véritablement de valeur pronostique. En phase précoce, la dépression réflexe confirme le choc spinal et plus tard l'hyper-réflectivité ostéotendineuse et à point de départ cutané est le premier signe du retour à l'automatisme médullaire. Certaines réponses constatées précocement dans les lésions médullaires hautes ont une connotation péjorative de lésion complète : réflexe tonique des orteils en flexion lors de la stimulation plantaire (réflexe de Guillain), priapisme spontané ou par le simple effleurement...

— L'examen des segments sacrés

Cet examen acquiert une importance majeure pour affirmer le caractère incomplet d'une lésion, notamment lorsque l'examen des dermatomes et des myotomes clefs sous lésionnels, montrent une atteinte complète : - le sphincter anal externe et les releveurs du périnée doivent être testés sur la base d'une contraction volontaire autour du doigt intra-rectal de l'examinateur ; - la sensibilité sacrée comprend l'étude au tact et à la piqûre de la jonction cutanéo-muqueuse anale et du canal anal ; - la présence ou l'absence de réflectivité sacrée (réflexe bulbo-anal, clitorido-anal, cutanéo-anal) n'a pas de valeur prédictive en l'absence de préservation motrice ou sensitive ; elle est même souvent conservée dès la période initiale des lésions médullaires hautes.

Les difficultés et les pièges de l'examen neurologique, se rencontrent dans le contexte de l'urgence en rapport avec les lésions associées (coma traumatique, choc traumatique ou lésion traumatique extra médullaire par exemple para ou tétraplégie ischémique sur dissection aortique). Un piège sémiologique classique est l'interprétation d'une tétraplégie basse comme paraplégie haute (recouvrement des dermatomes T3-C4 sur la face antéro-supérieure du thorax en l'absence d'une exploration rigoureuse des dermatomes T2 qui intéressent le creux axillaire et T1 sur la face interne du bras, ainsi que la motricité fine des 2 derniers doigts).

Synthèse

— Etablissement des scores sensitifs et moteurs et du niveau neurologique

Le standard international ASIA-IMSOP [5, 6] assure l'évaluation quantitative des fonctions motrices et sensitives du syndrome lésionnel et sous-lésionnel et permet de déterminer le niveau neurologique. Les scores sont additionnés par dermatomes et myotomes et par côté, pour l'obtention d'un score sensitif et moteur global. L'intérêt de cet outil est sa standardisation, sa reproductibilité, et il constitue un excellent protocole sémiologique du suivi neurologique et du pronostic des lésions transverses de la moelle épinière.

— L'échelle de déficience médullaire Frankel (modifiée ASIA)

Le degré de déficience médullaire [7] est évalué globalement selon 5 degrés de tétra ou paraplégie :

A) complète : aucune fonction motrice ou sensitive n'est conservée, y compris au niveau des segments sacrés S4-S5,

B) incomplète : la fonction sensitive est préservée au-dessous du niveau neurologique, en incluant les segments sacrés S3-S4 ; la fonction motrice n'est pas préservée,

C) incomplète : la fonction motrice est préservée au-dessous du niveau neurologique, mais plus de la moitié des muscles clefs en dessous de ce niveau ont une cotation inférieure à 3,

D) incomplète : la fonction motrice est préservée en dessous du niveau neurologique et au moins la moitié des muscles clefs en dessous de ce niveau ont une cotation musculaire supérieure ou égale à 3 (motricité utile),

E) normale : les fonctions motrices et sensitives sont normales.

— Les syndromes cliniques

Le caractère incomplet de la lésion adopte le plus souvent un tableau systématisé qui reflète un des syndromes anatomo-cliniques classiques des lésions transverses de la moelle épinière.

Les syndromes cervicaux incomplets - C'est au niveau cervical que les syndromes incomplets sont les plus fréquents et les mieux systématisés. Ils concernent environ la moitié des blessures de la moelle cervicale :

- *Le syndrome central de la moelle* (syndrome de Schneider) est le plus fréquent de l'ensemble des syndromes incomplets cervicaux (environ 2/3 des cas). Sa sévérité est très variable, de la tétraplégie subtotale avec simplement épargne sacrée sensitive, jusqu'au tableau pur de diplégie brachiale suspendue.

Il s'agit en général d'un traumatisme en hyper extension sur un canal cervical étroit entraînant une atteinte de la substance grise. Son extension en largeur lèse de façon variable la substance blanche périphérique. La systématisation topographique explique les tableaux cliniques observés : de façon caricaturale, il peut s'agit d'une paralysie flasque aux membres supérieurs étendue sur 1 ou 2 myotomes, paralysie associée à des troubles sensitifs parfois dissociés de type syringomyélique. Les fonctions génito-sphinctériennes sont en règle respectées. Il peut exister une atteinte de type paraparésie spastique aux membres inférieurs. Le pronostic de ces lésions est souvent bon aux membres inférieurs, mais très limité aux membres supérieurs lorsque l'atteinte est sévère. L'IRM est indispensable dans ce type de lésion car elle met en évidence l'étendue du signal intra-médullaire en séquence T2.

- *Le syndrome antérieur de la moelle* (fractures dislocations en flexion, protrusion discale aiguë). Les lésions prédominent sur la partie antérieure de la moelle jusqu'à ses 2/3 antérieurs, impliquant l'association possible de lésions hémorragiques et de l'atteinte ischémique de l'axe artériel spinal antérieur. En fonction de son extension antéro-postérieure, la lésion peut entraîner aux membres supérieurs une paralysie flasque pluri-segmentaire, aux membres inférieurs une atteinte flasque initiale puis retour d'une activité réflexe, une atteinte sensitive thermo-algique des 2 côtés, souvent décalée par rapport au niveau lésionnel moteur, alors que les voies postérieures peuvent être conservées (tact épicritique, pallesthésie, sens de position et du mouvement passif).

- *Le syndrome latéral ou syndrome de Brown Sequard.* Très rare dans sa forme pure au cours des lésions traumatiques, il se résume souvent à une atteinte plus importante d'un hémicorps avec une récupération rapide d'un côté, surtout aux membres inférieurs. Une anesthésie ou hypoesthésie thermo-algésique est plus nette au membre inférieur récupérant le mieux, la sensibilité est mieux conservée du côté le plus déficitaire sur le plan moteur. Des douleurs spino-thalamiques se développent souvent dans les suites, aggravant un pronostic fonctionnel qui est assez favorable dans l'ensemble.

- *Le syndrome médullaire postérieur* est exceptionnel et survient à la suite d'une contusion des cordons postérieurs de la moelle par traumatisme en hyper extension ou par contusion directe par des éléments osseux postérieurs. Ce traumatisme peut entraîner une ataxie sensitive et une hyperesthésie sous-jacente extrêmement pénible.

Les syndromes dorsaux incomplets - Ils sont beaucoup plus rares et concernent à peine 10 % des lésions de la moelle thoracique. Il s'agit en général d'une conservation partielle de la sensibilité avec un syndrome moteur sous lésionnel complet.

Les syndromes lombosacrés incomplets - Les tableaux cliniques incomplets rencontrés à ce niveau se prêtent mal à la systématisation. Il faut rechercher par un examen clinique précis, ce qui revient à l'atteinte centrale et à l'atteinte périphérique en particulier pour ce qui concerne les fonctions génito-sphinctériennes, vésicales et ano-rectales.

L'ÉVALUATION FONCTIONNELLE

Pour décrire l'impact de la lésion médullaire sur les incapacités de la période initiale à la rééducation puis à la réinsertion, il convient d'utiliser une mesure standardisée des activités de vie quotidienne.

Le standard international retenu est la **Mesure d'Indépendance Fonctionnelle** (MIF) [10]. Rappelons que cet outil explore 6 domaines fonctionnels : les soins personnels, le contrôle sphinctérien, la mobilité, le déplacement, la communication et la conscience du monde extérieur. Plusieurs activités spécifiques sont évaluées à l'intérieur de chaque domaine, soit un total de 18 items (par exemple 6 items pour les "soins personnels" : alimentation, soins de l'apparence, toilette, habillage du haut, habillage du bas, utilisation des toilettes). L'indépendance utilise une échelle à 7 points : par exemple 7 = indépendance complète, 1 = aide totale. La MIF est relativement simple à utiliser et reflète de façon objective les possibilités fonctionnelles des blessés médullaires.

Le *Spinal Cord Independance Measure* (SCIM) [3] a été développé au Centre de Réadaptation Loewenstein en Israël, mais n'est pas à notre connaissance validé en français. Cet outil serait plus sensible que la MIF et les items plus spécifiques des blessés médullaires. Il contient des items qui permettent d'apprécier les besoins médicaux mais aussi la qualité de vie perçue.

LES PROBLÈMES POSÉS PAR LA SPASTICITÉ DU BLESSÉ MÉDULLAIRE

La spasticité, expression de la libération des activités réflexes de la moelle au-dessous de la lésion est inhérente à toute blessure médullaire, à l'exception des lésions basses détruisant le cône. Les conséquences de la spasticité chez le blessé médullaire sont très variables, parfois considérées comme utiles dans les lésions complètes, elles sont toujours néfastes dans les lésions incomplètes Frankel D. Enfin, toute modification semi-tardive ou tardive de la spasticité après une période de stabilisation est la traduction d'une probable complication interférente sous-lésionnelle voire d'un remaniement post-lésionnel de la moelle elle-même (syringomyélie post traumatique par exemple).

Evaluation de la spasticité du blessé médullaire

Les outils d'évaluation clinique de la spasticité du blessé médullaire n'ont rien de spécifique. L'échelle d'Ashworth modifiée [2] et l'échelle de fréquence des spasmes (ou automatismes) de Penn [19] sont internationalement utilisées. Chez le para ou tétraplégique, le grade de spasticité des membres inférieurs à l'échelle d'Ashworth modifiée est obtenu par l'examen de la flexion et abduction de hanche, flexion et extension du genou, dorsiflexion de la cheville pour chaque membre inférieur. Les scores sont additionnés et le total divisé par 10 pour obtenir un grade moyen [11].

L'évaluation clinique de la spasticité du blessé médullaire montre généralement une distribution hétérogène des différents critères sémiologiques. Par exemple il existe une faible relation entre le score de fréquence des spasmes et les échelles d'auto-évaluation et si l'échelle d'Ashworth modifiée de la spasticité est fortement corrélée avec les réponses ostéo-tendineuses, elle ne l'est pas avec les réponses cloniques. Ces difficultés inhérentes à l'évaluation clinique montrent que le syndrome spastique du blessé médullaire relève d'aspects physiopathologiques différents et que l'évaluation doit rester multidimensionnelle.

Plus délicate encore est **l'évaluation fonctionnelle** visant à préciser ce qui, dans la vie quotidienne du blessé, relève d'une spasticité utile ou nuisible. Si la spasticité peut être toujours considérée comme délétère en cas de lésion incomplète motrice utile (Frankel D), le retentissement est plus difficile à apprécier en cas de lésion motrice complète (Frankel A et B) ou incomplète non utile

(Frankel C). Le score fonctionnel global proposé par Millet et al. [18] pour la paraplégie spastique de la sclérose en plaques, nous paraît pertinent chez le blessé médullaire en complément de la Mesure d'Indépendance Fonctionnelle. Ce score apprécie 5 paramètres du confort de vie, influencés directement par la spasticité et ses conséquences : douleurs, retentissement des spasmes, confort au fauteuil, transferts, soins d'hygiène et d'habillage. Ce score semble particulièrement utile lorsque la spasticité n'est pas purement focale. Il peut être sensibilisé par une Echelle Visuelle Analogique ou un auto-questionnaire du blessé médullaire visant à mieux préciser la gêne perçue et les limitations de la vie quotidienne.

Comme pour tout malade spastique, mais sans doute encore plus chez le blessé médullaire, le reproche apporté à l'évaluation clinique et fonctionnelle est une sensibilité et une reproductibilité inter examinateur discutable. En outre, la difficulté pour appréhender les facteurs extrinsèques ou intrinsèques qui influencent l'expression de la spasticité (douleurs neuropathiques associées, état thymique, épines irritatives sous lésionnelles non identifiées, composantes biomécaniques non neurogènes) rend encore plus délicate cette évaluation.

Conséquences fonctionnelles de la spasticité du blessé médullaire

La spasticité est considérée comme utile chez le blessé médullaire Frankel A à C, sur l'ostéoporose sous lésionnelle, l'atrophie musculaire, et pour lutter contre la stase circulatoire, faciliter les fonctions viscérales voire sur l'indépendance (aide à la verticalisation et aux transferts). A contrario, toute modification récente de la spasticité et notamment lorsqu'elle devient "nuisible" amène à rechercher et traiter systématiquement les fameuses "épines irritatives" sous lésionnelles. Dans les lésions incomplètes tout particulièrement (Frankel C et D), la spasticité est influencée par de nombreux facteurs qui ne sont pas obligatoirement lésionnels : fatigue, anxiété, état émotionnel, répétition et vitesse du mouvement... En outre la spasticité mal contrôlée aggrave le risque de rétractions musculo-tendineuses ("contractures" des Anglo-Saxons) mais l'on ne peut concevoir à l'heure actuelle les rétractions du para ou tétraplégique chronique que comme la conséquence de l'incurie (de la personne handicapée ?) ou de l'incompétence du médecin et des professionnels de la rééducation. Les para ou tétraplégies en triple flexion irréductible sont fort heureusement devenues sinon exceptionnelles, du moins beaucoup plus rares.

En fait, les rétractions associées ou reliées à la spasticité semblent avant tout se produire dans la période initiale. Près de 10 % des blessés médullaires constituent ces rétractions dans la phase d'immobilisation post-traumatique précoce, 2 fois plus souvent chez les tétraplégiques et habituellement à l'occasion de lésions complètes et hospitalisés plus tardivement en rééducation. La présence d'une ou plusieurs escarres est significativement corrélée au développement de ces rétractions précoces.

Si l'on aborde les difficultés ressenties 1, 3 et 5 ans après la lésion médullaire, la spasticité est perçue comme un problème de vie quotidienne chez plus de 3/4 des blessés, mais la douleur est également rapportée dans la même proportion le plus souvent par les mêmes patients. Au fil du temps il apparaît néanmoins que la spasticité est vécue comme moins gênante alors que la proportion des blessés douloureux augmente [12]. La spasticité "à problème" est définie habituellement par les blessés comme celle qui est à l'origine de douleurs et/ou qui limite les activités de vie quotidienne. Mais l'impact négatif de la spasticité diminue avec l'ancienneté dans la lésion et les blessés rapportent habituellement que l'association d'un traitement antispastique et des mobilisations diminue la douleur associée. Environ 60 % des tétraplégiques présentent une spasticité des membres supérieurs, mais cette fréquence peut être sous estimée selon la qualité de l'évaluation clinique et notamment le choix des secteurs articulaires examinés, ainsi que la position du blessé au cours de l'examen.

La spasticité en extension est signalée comme plus problématique que les automatismes en flexion. Mais de façon contradictoire, les patients décrivent la spasticité qui produit une extension des membres inférieurs comme plus utile lorsqu'ils doivent s'habiller, alors que les phénomènes moteurs en flexion constituent une gêne plus importante aux transferts et au repos de nuit. Lorsque la spasticité en extension est intense et survient brutalement, elle peut être à l'origine de chutes du fauteuil roulant. Ce risque est particulièrement à redouter chez les patients à niveau neurologique haut.

LA DOULEUR CHRONIQUE DU BLESSÉ MÉDULLAIRE

La douleur chronique est un problème majeur de l'évaluation du blessé médullaire au stade chronique, quel que soit le niveau lésionnel. Deux tiers des blessés médullaires souffrent de façon chronique et une fois sur trois cette douleur est qualifiée de "sévère". Un peu plus fréquente dans les lésions incomplètes et les traumatismes vertébro-médullaires ouverts, la douleur sévère est fortement associée à la dépression et à des facteurs psychosociaux défavorables. Elle joue un rôle particulièrement délétère sur la qualité de la réadaptation et, plus largement, la qualité de vie.

La physiopathologie de la douleur chronique est complexe : perte du processus d'inhibition, rupture du contrôle de porte, rôle des récepteurs opioïdes et des autres récepteurs, déflation du contrôle inhibiteur diffus nociceptif en sus-lésionnel.

Plusieurs causes de douleurs peuvent être identifiées [21] : - instabilité vertébrale résiduelle, surtout au niveau cervical chez le tétraplégique ; - contractures musculaires douloureuses en rapport avec la spasticité *(cf. ci-dessus)* ; - syndromes douloureux d'hyper utilisation des membres supérieurs chez le paraplégique en fauteuil roulant : conflit sous-acromial, rupture de coiffe des rotateurs, syndrome du canal carpien ou du canal de Guyon... ; - douleurs viscérales, parfois considérées comme des formes dégradées d'hyper-réflexie autonome (HRA) ; - douleurs radiculaires au niveau supérieur du syndrome lésionnel, et souvent en rapport avec un rétrécissement foraminal ou une arachnoïdite cicatricielle (syndrome de queue de cheval) ; - douleurs par syringomyélie post traumatique s'accompagnant d'une modification du statut neurologique (score ASIA-IMSOP) avec élévation secondaire du niveau lésionnel sensitivo-moteur et aggravation sous-lésionnelle en cas de syndrome incomplet (Frankel B à D) ; - douleur de la "zone de préservation partielle : ZPP" très fréquente lorsque cette ZPP existe et qui doit être différenciée des radiculopathies compressives ; - douleurs du "syndrome dysesthésique central", sous-lésionnel, en zone anesthésique (fesses, organes périnéo-génitaux, membres inférieurs...), de caractère bilatéral, non liées à la position. Elles concernent 1/3 des blessés médullaires douloureux.

EVOLUTION ET SUIVI DES TROUBLES VÉSICO-SPHINCTÉRIENS DU BLESSÉ MÉDULLAIRE

Les troubles vésico-sphinctériens étaient jusqu'à la fin de la première moitié du XXe siècle la première cause de mortalité précoce des blessés médullaires. Depuis les années 50, le risque de décès pour cause urinaire a diminué de moitié par tranche décennale. Cependant les complications uro-néphrologiques restent à moyen et long terme la deuxième cause de réhospitalisation. En outre, les conséquences du dysfonctionnement urinaire, malgré les remarquables progrès de la gestion et de l'éducation à la néophysiologie vésico-sphinctérienne, sont l'incapacité la plus péjorativement perçue, notamment chez la femme tétra ou paraplégique.

L'objectif de la prise en charge est l'acquisition d'une neuro-vessie équilibrée visant à : - protéger le haut appareil urinaire, - assurer la continence et l'autonomie, - et prévenir l'infection du haut et du bas appareil urinaire.

Mais cet équilibre ne peut jamais être considéré comme définitivement acquis quelles que soient les options thérapeutiques et éducatives : vidange réflexe de la vessie (percussions sus-pubiennes), pratique de l'auto ou hétérosondage intermittent, pharmacologie parasympathique par voie générale et/ou locale (instillations de Vallinoïdes, toxine botulique intra-détrusorienne), traitement de la dyssynergie vésico-sphinctérienne par alphabloquants ou toxine botulique. La solution habituellement recherchée est de favoriser les basses pressions vésicales sous couvert de sondages intermittents.

En effet, la physiopathologie de la dégradation du haut appareil urinaire est bien connue associant le danger des hautes pressions vésicales pendant la phase de remplissage et son risque de dilatation du haut appareil et les déformations des parois vésicales favorisant le reflux, les gîtes microbiens et donc l'hyper réflectivité de la vessie, la perte de compliance du réservoir vésical [8]. Le suivi du mode mictionnel s'impose donc pour anticiper au mieux les complications. Il est classique, chez un patient dont la situation mictionnelle reste apparemment stable, de s'assurer périodiquement de la stérilité des urines, de la fonction rénale et de réviser périodiquement la morphologie du bas et haut appareil urinaire. Les examens plus spécialisés s'imposent en cas de complications ou de modifications non expliquées du comportement mictionnel (réapparition de fuites, aggravation de l'hyper réflectivité autonome chez un tétraplégique...). Dans le suivi, l'urodynamique joue un rôle de premier ordre, permettant de vérifier l'évolution de la réflectivité vésicale, de la dyssynergie vésico-sphinctérienne, la compliance vésicale, le résidu post-mictionnel.

L'infection urinaire récidivante est la conséquence de facteurs de risques multiples souvent associés : distension vésicale, reflux vésico-urétéral, hautes pressions intra-vésicales, résidus post-mictionnels chroniques, présence de lithiases, obstruction fonctionnelle par dyssynergie sévère non contrôlée ou obstruction mécanique du bas appareil (maladie du col ou du strié), faible diurèse. Ces facteurs sont eux-mêmes aggravés par des situations de comorbidité telles que la mauvaise hygiène périnéale, la mauvaise insertion sociale, l'inactivité, les hétéro-sondages réalisés par des tiers différents, l'état de grossesse...

L'expression symptomatique de l'infection urinaire, sauf en cas de complication uro-néphrologique, est rarement celle d'un tableau franc de fièvre élevée avec frissons. Les symptômes sont souvent atténués : douleurs abdomino-lombaires dans une lésion complète basse, fuites, modifications mictionnelles, urines troubles malodorantes ou hématuries, augmentation de la spasticité, malaise général et fatigue, recrudescence de l'hyper-réflectivité autonome et notamment sueurs sus-lésionnelles abondantes chez un tétraplégique.

Un blessé médullaire en sondage intermittent a plus d'une chance sur deux de faire une infection symptomatique tous les ans, mais l'infection est le souvent confinée au bas appareil urinaire. L'infection urinaire asymptomatique chronique reste le problème habituel de près de 2/3 des blessés médullaires posant la question du traitement ou non, selon que l'on considère qu'il s'agit d'une simple bactériurie ou d'une infection à risque. Le risque augmente clairement selon le mode de drainage : minime au cours du sondage intermittent, il est plus élevé chez l'homme en miction spontanée ou par percussions porteur d'un étui pénien, il est constant en cas de sonde à demeure. Les risques d'épididymite et de pyélonéphrite sont également très dépendants du mode mictionnel : respectivement 35 et 8 % en cas de sonde à demeure, contre seulement 2 % en cas de sondages intermittents [22].

La dégradation de la fonction rénale s'observe plus souvent en cas de tétraplégie lorsqu'on retrouve une notion d'épisodes de frissons ou de fièvre et en présence d'une lithiase rénale. Par contre, on n'observe pas de relation avec l'ancienneté de la lésion, l'existence d'une lithiase vésicale ou la bactériurie chronique [14].

Le risque de cancer de vessie est 25 fois plus élevé chez le blessé médullaire que dans la population générale. Ce risque est tout particulièrement marqué en cas de sonde à demeure et doit être dépisté systématiquement par cystoscopie et cytologie après 8 ans de drainage continu [9].

Le risque de lithiases à long terme est également dépendant du mode mictionnel : les calculs rénaux s'observent dans plus de 50 % en cas de sonde à demeure contre 25 % par sondages intermittents ; pour les calculs vésicaux, ce risque est respectivement de 30 et 0 % [22].

Il convient de retenir que les patients à risques uro-néphrologiques les plus élevés sont : - surtout les tétraplégiques masculins qui ont plus fréquemment une hyper réflexie vésicale et ne prennent pas de médicament anticholinergique pour faciliter la miction spontanée dans un étui pénien ; - selon le mode mictionnel, les patients qui ont gardé longtemps une sonde à demeure à la phase initiale ou sont remis secondairement en drainage permanent ; - selon l'ancienneté de la lésion, les blessés dont la surveillance urinaire a été insuffisante pendant les 2 premières années ; - enfin les patients qui échappent au suivi, sont éloignés d'un centre de référence, acceptent passivement la solution d'une sonde à demeure ou d'un cathéter sus-pubien, ont une insertion sociale et une adaptation psychologique de mauvaise qualité.

Par contre, les paraplégiques sous anticholinergiques et qui ont acquis une bonne éducation des autosondages ont généralement une situation urinaire qui reste stable au-delà de 15 ans.

Les propositions pour un suivi de l'appareil urinaire [15] doivent être adaptées au mode mictionnel, à la survenue de complications et aux facteurs de risques identifiés. Il est proposé : - *les 2 premières années* : un suivi clinique, urodynamique et échographique tous les 6 mois ; - *les 5 années suivantes* : un suivi annuel clinique, urodynamique et échographique ; - *les 8 années suivantes* : un suivi tous les 2 ans, clinique et échographique et éventuellement urodynamique ; - *après 15 ans* : un suivi clinique et échographique tous les 2 à 5 ans.

LES TROUBLES GÉNITO-SEXUELS

Dans les lésions de la queue de cheval et du cône terminal les dysfonctionnements sexuels sont le fait de la disparition de la réflectivité sacrée mais la préservation du centre dorso-lombaire sympathique.

Chez l'homme, les érections nocturnes réflexes sont absentes dans les atteintes complètes, par contre les érections psychogènes (intumescence sans rigidité) sont préservées dans un nombre non négligeable de cas (23 à 80 %) et autorisent les rapports dans près de 1/3 des cas [14]. L'éjaculation est possible chez près de 1 patient sur 5 ; classiquement cette émission est baveuse, non clonique, amputée de la composante expulsive et prématurée. La perception de l'orgasme est toujours émoussée lorsque l'atteinte sacrée est massive [20].

Chez la femme, la phase d'excitation sexuelle est marquée par la persistance dans 25 % des cas d'une lubrification psychogène, avec abolition de la lubrification réflexe. Il n'y a probablement pas d'érection clitoridienne. L'orgasme rythmique du périnée est en principe aboli, ce qui ne signifie pas la disparition définitive d'équivalents orgasmiques y compris à point de départ vagino-utérin. Cependant, l'identité sexuelle associée aux troubles urinaires constants, montre à l'expérience que le déficit sensitivo-moteur sacré est souvent surinvesti dans une expérience génito-sexuelle du handicap très péjorative et souvent dépressive.

Dans les lésions traumatiques supra-sacrées les troubles sexuels du para ou tétraplégique sont consécutifs d'un ensemble de déficiences intriquées et contribuent à la phase initiale au travail de deuil qui sera d'autant plus difficile que l'on a affaire à une personnalité prétraumatique narcissique.

Chez l'homme paraplégique, les érections sont présentes dans plus de 1 cas sur 2, mais souvent insuffisantes ou trop brèves pour permettre un rapport avec pénétration vaginale. Le désir lui-même se modifie. L'anéjaculation est fréquente (90 % des cas environ) ou l'émission spermatique s'effectue de façon rétrograde. En fait des dissociations de l'activité sexuelle sont habituelles selon le niveau lésionnel : chez le tétraplégique ou le paraplégique dorsal haut, l'orgasme n'est plus ressenti ou simplement sous forme d'équivalent agréable ou non en cas de lésion complète, mais l'érection réflexe est de meilleure qualité et l'éjaculation est souvent préservée. L'activité sexuelle est parfois marquée par des troubles végétatifs tensionnels, notamment lors de l'éjaculation (hyper réflectivité autonome).

Chez la femme traumatisée médullaire les problèmes sont différents du fait d'une plus grande facilité reconnue au transfert des zones érogènes au niveau sus-lésionnel. Le rapport sexuel peut être gêné par les automatismes moteurs sous-lésionnels en adduction des cuisses et le risque d'incontinence au cours du rapport qui, comme chez l'homme, nécessitera une vidange vésicale préalable ; il peut exister également pour les niveaux lésionnels les plus hauts, des risques de troubles végétatifs tensionnels.

PROBLÈMES LIÉS AU VIEILLISSEMENT DES BLESSÉS MÉDULLAIRES

Vieillir avec une paraplégie ou une tétraplégie concerne aujourd'hui plusieurs dizaines de milliers de personnes en France.

L'allongement de l'espérance de vie des blessés médullaires, remarquable et continu depuis une trentaine d'années n'est pas sans soulever de multiples questions : - pour la personne handicapée elle-même dans le maintien d'une qualité de vie assumée avec des déficiences sévères ; - pour les soignants dont la responsabilité première est d'offrir la meilleure stratégie de prévention et de soins des complications secondaires dont la majorité est évitable, du moins pendant une longue période.

La physiopathologie des complications secondaires des para et tétraplégiques est aujourd'hui bien connue ; elle constitue d'une certaine façon un modèle de compréhension pour l'évolution de nombreux handicaps moteurs associés à des conséquences polyviscérales. De même, les bases conceptuelles de la prévention de ces complications sont solides. Mais de la théorie à la pratique il persiste un hiatus dont la cause est multifactorielle : - d'une part, inhérente aux difficultés d'adaptation de la personne handicapée à sa situation ; ces difficultés n'ont pas qu'une origine somatique et les facteurs psychologiques, sociaux, économiques voire culturels y tiennent une place importante ; - d'autre part, le manque de vigilance et d'anticipation du milieu sanitaire et/ou social ; l'absence de formation et d'information des réseaux de soins, amène encore trop souvent à considérer que vivre avec un handicap non évolutif, aussi lourd soit-il est une solution figée, immuable *(cf. les difficultés de recours en aggravation dans la réparation médico-légale).*

Deux points méritent une attention particulière pour améliorer les stratégies d'anticipation des conséquences du vieillissement des para et tétraplégiques post traumatiques : la nature des complications secondaires qui contribue le plus souvent à des réhospitalisations itératives d'une part, les facteurs qui concourent aux changements de la qualité de vie perçue en relation avec le vieillissement d'autre part [1].

Les complications secondaires

Depuis plus de 10 ans, de nombreuses publications ont confirmé l'inéluctable morbidité post-traumatique, semi-tardive ou tardive. Chez les tétraplégiques par exemple, l'étude Tetrafigap pilotée par J.-F. Ravaud et à laquelle ont participé la grande majorité des centres spécialisés francophones a permis de recenser les complications médicales à court, moyen et long terme d'une cohorte de 1668 patients [13]. Le délai moyen post-traumatique était de 13 ans (extrêmes : 2 à 40 ans). Au moment de l'enquête, plus de la moitié des patients rapportait des complications qui, par fréquences décroissantes étaient une spasticité gênante, des douleurs, des fuites urinaires, une hypersudation, une incontinence fécale. Mais seulement dans 14 % des cas, l'existence d'une ou plusieurs escarres. Ces complications étaient fortement corrélées les unes aux autres à l'exception des douleurs et des escarres. Les patients les plus âgés à lésion incomplète et dont le délai post-traumatique était le plus long, rapportaient le plus souvent une spasticité gênante et des douleurs, mais il en était de même pour ceux dont l'accident était le plus récent. En revanche, les fuites urinaires étaient plus fréquentes en cas de lésion complète, quels que soient l'âge et le délai post-traumatique. Les escarres concernaient surtout les patients à lésion complète, ayant déjà eu des escarres en phase précoce et dont l'accident était survenu à un âge jeune. Ainsi que cela avait déjà été relevé dans plusieurs études, les récidives d'escarres étaient corrélées à un statut économique et d'éducation bas et à l'inactivité.

Le taux de réhospitalisation était proche de 75 % sur la période de suivi considérée avec un nombre moyen de 3 séjours hospitaliers par patient et une distribution bimodale : 85 % des tétraplégiques avaient été réhospitalisés moins de six fois, 10 % dix fois ou plus, et seulement 5 % entre sept et neuf fois. Le nombre des réhospitalisations augmentait avec le délai post-traumatique et la durée moyenne par hospitalisation était de 2 mois. Les complications urinaires étaient responsables d'un tiers de ces réhospitalisations, suivies des escarres (20 %), des complications respiratoires, de la spasticité gênante et des douleurs. Il était cependant encourageant de noter que plus de 3/4 des réhospitalisations était le fait d'un suivi systématique.

Tous niveaux neurologiques confondus, une étude récente australienne portant sur 432 patients [17] montre que dans les 10 années qui suivent la blessure, on observe un taux de réhospitalisation de près de 59 %. Les causes de retour à l'hôpital confirment celles des études précédentes et de l'enquête Tétrafigap : un des intérêts de ce travail est de mettre l'accent sur la fréquence des réhospitalisations dans les 4 premières années, puis la diminution rapide de celles-ci dans les 5 à 10 années après l'accident, évaluée à 13 % par année au-delà de la sixième année. Les raisons psychiatriques de retour à l'hôpital (7 % des réhospitalisations) sont également soulignées : abus de drogue, dépression voire bouffées psychotiques.

Les relations qualité de vie et vieillissement du blessé médullaire

Au cours de son avancée en âge, le blessé médullaire est confronté à 5 types de changements additionnels : - les conséquences inhérentes à la vie avec une tétra ou paraplégie (problèmes posturaux, détérioration des épaules, infections urinaires chroniques...) ; - les processus dégénératifs associés à l'âge : problèmes articulaires, trophiques, sensoriels, cognitifs ; - les conséquences pathologiques non directement reliées à la blessure médullaire mais dont on connaît la prévalence plus élevée dans cette population : coronaropathie et artériopathie de surcharge, diabète de type 2, surcharge pondérale, désadaptation à l'effort et fatigue ; - les modifications de l'environnement : cellule familiale, amicale, loisirs, statut économique et social ; - enfin, les conséquences possibles d'une complication post contusionnelle de la moelle (syringomyélie post-traumatique).

Et pourtant, la qualité de vie perçue par le blessé médullaire reste longtemps (paradoxalement ?) élevée, soulignant que la psychodynamique du processus d'adaptation se maintient malgré l'âge au moins dans les 5 premières décennies post-traumatiques.

Cependant deux facteurs principaux sont susceptibles de rompre ce fragile équilibre : les problèmes de santé et les restrictions de la vie sociale.

Dans une analyse tridimensionnelle de la qualité de vie Mc Coll et all. [16] proposent un modèle structurel fondé sur 3 catégories de variables : - l'âge, le niveau lésionnel, le délai post-traumatique, - les problèmes liés au handicap, les problèmes de santé, la fatigue, - les indicateurs propres à la qualité de vie : vieillissement plus rapide, vieillissement de mauvaise qualité.

Les facteurs qui déprécient le plus la qualité de vie perçue sont l'âge avancé, les problèmes de santé, le sentiment de vieillir plus vite que les autres et la fatigue. Le niveau de la lésion a un effet négatif indirect sur la qualité de vie. Le sentiment d'un vieillissement "accéléré" est corrélé au niveau de la lésion et à la fatigue, mais non à l'ancienneté du handicap. La fatigue est très souvent rapportée comme facteur de mauvaise qualité de vie chez les blessés médullaires, parfois aussi les plus jeunes et avec un délai post-traumatique plus court. Peut-être faut-il y voir les conséquences d'un mode de vie plus actif, plus exigeant en terme d'efforts ou d'une comparaison implicite aux capacités prétraumatiques dont le souvenir est encore récent ?

Un dernier point, peu abordé est la relation de la fatigue et plus généralement de la qualité de vie perçue avec la poursuite de l'activité professionnelle. Nous connaissons peu de chose sur les conséquences de la cessation d'activité des blessés médullaires qui avaient repris un travail. L'allongement de l'espérance de vie nécessite de prendre en considération toutes les composantes du projet de vie dans les dimensions personnelles, relationnelles, professionnelles, économiques et sociales.

BIBLIOGRAPHIE

[1] BARAT M. - *Vieillissement des blessés médullaires*. Ann. Réadapt. Med. Phys. 2003 ; 46 : 592-3. — [2] BOHANNON R.W., SMITH M.B. - *Inter rater reliability of a modified Ashworth scale of muscle spasticity.* Phys. Ther. 1987 ; 67 : 206-7. — [3] CATZ A., ITZKOVOCH M., AGRANOV E., RING H., TAMIR A. SCIM - *Spinal Cord Independance Measure : a new disability scale for patients with spinal cord lesions.* Spinal Cord 1997 ; 35 : 850-6. — [4] COURTOIS F.J., LERICHE A. - *L'examen sexologique du blessé médullaire.* Prog. Urol. 1991 : 1056-63. — [5] DITTUNO J.F., YOUNG W., DONOVAN W.H., CREASEY G. - *The international standards booklet for neurological and functional classification of spinal cord injury.* 3rd ed Chicago : ASIA ; 1992. — [6] DITTUNNO J.F., YOUNG W., DONOVAN W.H., CREASEY G. - *The international standards booklet for neurological and functional classification of spinal cord injury.* Paraplegia 1994 ; 32 : 70-80. — [7] FRANKEL H.L., HANCOCK D.O., HYSLOP D.O., MELZAK J., MICHAELIS L.S., UNGAR G.H. et al. - *The value of postural reduction in the initial management of closed injuries of the spine with paraplegia and tetraplegia.* Paraplegia 1969 ; 7 : 179-91. — [8] GERRIDZEN R.G. - *Risk factors for upper tract deterioration in chronic spinal cord injury patients.* J. Urol. 1992 ; 147 : 416-18. — [9] GROAH S.L. - *Excess risk of bladder cancer in spinal cord injury : evidence for an association between indwelling catheter use and bladder cancer.* Arch. Phys. Med. Rehabil. 2002 ; 83 : 346-51. — [10] HAMILTON B.B., GRANGER C.V., SHERWIN F.S. - *A uniform national data system for medical rehabilitation. In Fuhrer MJ ed. Rehabilitation outcomes : analysis and measurement.* Baltimore : Paul H Brook ; 1987 : p 137-47.
[11] IVIE C.S., DE VIVO M.J. - *Predicting unplanned hospitalisation in persons with spinal cord injury.* Arch. Phys. Med. Rehabil. 1994 ; 75 : 1182-8. — [12] JOHNSON R.L., GERHART K.A., MC CRAY J., MENCONI J.C., WHITENECK G.G. - *Secondary conditions following spinal cord injury in a population based sample.* Spinal Cord 1998 ; 36 : 45-50. — [13] KLOTZ R., JOSEPH P.A., RAVAUD J.F., WIART L., BARAT M. THE TETRAFIGAP GROUP. - *The Tetrafigap survey on the long-term outcome of tetraplegic spinal cord injured persons : Part III. Medical complications and associated factors.* Spinal cord 2002 ; 40 : 457-67. — [14] KUHLEMEIER K.V. - *Long term follow up of renal function after spinal cord injury.* J. Urol. 1985 ; 134 : 510-13. — [15] LABAT J.J., PERROUIN VERBE B. - *Evolution et suivi des troubles vésico-sphinctériens du blessé médullaire.* 2002. Communication personnelle. — [16] Mc COLL M.A., ARNOLD R., CHARLIFUE S., GLASS C., SAVIC G., FRANKEL H. - *Aging spinal cord injury and quality of life : structural relationships.* Arch. Phys. Med. Rehabil. 2003 ; 84 : 1137-44. — [17] MIDDLETON J.W., LIM K., TAYLOR L., SODEN R., RUTKOWSKI S. - *Patterns of morbidity and rehospitalisation following spinal cord injury.* Spinal cord (in press). — [18] MILLET M.F., MORTAMAIS J., SINDOU M., EYSSETTE M., BOISSON D., BOURRET J. - *Neurochirurgie dans les paraplégies spastiques et douloureuses de la sclérose en plaques. In Actualités en rééducation fonctionnelle et réadaptation.* Masson (Paris) 6e série 1981 ; 76-85. — [19] PENN R.D., KROIN J.S. - *Continuous intrathecal baclofen for severe spasticity.* Lancet 1985 ; 7 : 125-7. — [20] PERROUIN VERBE B., LABAT J.J. - *Sexualité et procréation des syndromes de la queue de cheval.* In Sexualité, fertilité et handicap. Masson (Paris), 1996 : p 82-88.
[21] SIDDALL P.L., LOESER J.D. - *Pain following spinal cord injury.* Spinal cord 2001 ; 39 : 63-73. — [22] WELD J.K. *Effect of bladder management on urological complications in spinal cord injury patients.* J. Urol. 2000 ; 163 : 768-72.

ANNEXE : DÉFINITIONS

La **tétraplégie** correspond à un déficit ou à la perte des fonctions motrices et sensitives dans les segments cervicaux de la moelle épinière dû à une lésion du névraxe à l'intérieur du canal rachidien. La tétraplégie se manifeste par un déficit de fonction des membres supérieurs variable selon le niveau de la lésion, aussi bien que du tronc, des membres inférieurs et des organes pelviens.

La **paraplégie** correspond à un déficit ou perte des fonctions motrices et/ou sensitives dans les segments thoraciques, lombaires et sacrés. Le fonctionnement des membres supérieurs est préservé, mais selon le niveau de la lésion le tronc, les membres inférieurs et les organes pelviens sont atteints. On y inclut les conséquences des lésions de la queue de cheval et du cône terminal.

Le **dermatome** est la zone de la peau innervée par les axones sensitifs de chaque nerf segmentaire (racine rachidienne postérieure).

Le **myotome** (ou métamère) définit l'ensemble des fibres musculaires innervées par les axones moteurs de chaque nerf rachidien dont l'origine se situe au niveau des motoneurones de la corne antérieure de la moelle (racine antérieure).

Le **niveau neurologique moteur et sensitif** : un consensus est maintenant acquis sur le plan international pour l'adoption d'une définition sémiologique. Le niveau neurologique définit le segment le plus caudal de la moelle épinière ayant une fonction motrice et sensitive normale des 2 côtés du corps. On peut identifier jusqu'à 4 niveaux : sensitif droit, sensitif gauche, moteur droit et moteur gauche. Ces niveaux sont définis par l'examen neurologique qui se réfère à un point sensitif clef au niveau de chacun des 28 dermatomes droits et des 28 dermatomes gauches et à un muscle clef au niveau de chacun des 10 myotomes droits et gauches de chaque côté du corps.

Lésions complète et incomplète, zone de préservation partielle : une lésion complète est affirmée lorsqu'il n'existe aucune fonction motrice et sensitive au-dessous de la lésion incluant les derniers segments sacrés. Une lésion est incomplète si une préservation partielle des fonctions motrices et/ou sensitives est constatée au-dessous du niveau neurologique y compris dans le dernier segment sacré. Une zone de préservation partielle (ZPP) correspond aux dermatomes et myotomes situés au-dessous du niveau neurologique restant partiellement innervé dans le segment lésionnel, en dessous du dernier segment normal. Ce terme est utilisé uniquement dans le cadre des lésions complètes.

RÉPARATION DU DOMMAGE CORPOREL APRÈS TRAUMATISME CRÂNIO-ENCÉPHALIQUE

PAR

P. AZOUVI*

Les traumatisés crâniens (TC) représentent une difficulté majeure dans le domaine de l'évaluation du dommage corporel pour plusieurs raisons. La première raison tient à la nature même et la **complexité des déficits** de ces blessés. En effet, la principale source de séquelle des TC sévères est d'ordre cognitif et comportemental : troubles de la mémoire, de l'attention, des fonctions exécutives, modifications du comportement et de la personnalité. Or ces déficits sont souvent difficiles à mettre en évidence lors d'un examen médical traditionnel, nécessitant le recours à des tests neuropsychologiques spécialisés, souvent longs, et qui ne peuvent être réalisés correctement que par un neuropsychologue expérimenté. Deuxième problème, les patients sont fréquemment **anosognosiques** de ces déficits, ce qui rajoute une difficulté supplémentaire car alors ils ne se plaignent de rien ou de peu de chose. Seul l'interrogatoire des proches, de la famille ou des thérapeutes va permettre alors de préciser les difficultés réelles dans la vie quotidienne. Troisième difficulté, les **corrélations anatomo-cliniques sont très difficiles** et les examens neuroradiologiques traditionnels (scanner ou IRM cérébrale) sont souvent pris en défaut, car les lésions sous-jacentes sont des lésions axonales diffuses peu ou pas visibles. Ces difficultés entraînent le risque élevé de "passer à côté" des déficits cognitifs et comportementaux post-traumatiques, ou tout au moins de les sous-estimer. C'est la raison pour laquelle le terme de "handicap invisible" est souvent utilisé dans cette pathologie. C'est également pour ces différentes raisons qu'une mission d'expertise spécifique a été proposée pour l'évaluation des TC sévères.

Enfin, une mention particulière doit être faite pour les **TC légers**, qui sont les plus fréquents et qui posent des problèmes très spécifiques, avec ici un contraste surprenant entre la richesse des plaintes et la négativité fréquente des examens complémentaires (y compris parfois les examens neuropsychologiques). La nature des troubles, psychogène ou organique, reste très discutée ici. Le terme de "syndrome subjectif", qui a une connotation très péjorative, doit être abandonné, au profit du terme de syndrome post-commotionnel, adopté à un niveau international, et qui ne préjuge en rien de l'origine des troubles.

* Service de Médecine Physique et de Réadaptation - INSERM Anim - Université de Versailles-Saint-Quentin - Hôpital Raymond Poincaré - 92380 Garches

LE DEVENIR DES TC

L'échelle la plus utilisée pour évaluer le devenir des blessés après un TC est l'échelle de devenir de Glasgow, ou *Glasgow Outcome Scale* (GOS) [1]. Cette échelle comprend cinq niveaux : 1 : Décès ; 2 : Etat végétatif persistant [2] ; 3 : Handicap sévère : patient conscient mais dépendant d'une aide pour les actes de la vie quotidienne, pour des raisons physiques ou mentales ; 4 : Handicap modéré : patient indépendant mais gardant des séquelles ; 5 : Bonne récupération : retour à une vie normale, éventuellement avec des séquelles minimes.

Le pronostic des TC est multifactoriel. La sévérité du TC est bien entendu un élément majeur du pronostic. **La profondeur du coma**, évaluée par l'Echelle de Coma de Glasgow, est certainement l'un des indices les plus utilisés. On distingue trois niveaux de gravité en fonction du score de coma : 13–15 : TC léger ; 9-12 : TC modéré ; 3-8 : TC sévère. Le tableau 1 présente les résultats d'une étude réalisée en conditions épidémiologiques dans la région Aquitaine [3], ayant porté sur un échantillon de 231 adultes hospitalisés pour un TC. Il apparaît assez clairement que le devenir à distance de l'accident dépendait statistiquement de la sévérité initiale du TC.

Tableau 1 - Devenir 5 ans après un TC *(d'après Masson et al., 1996)*

	TC léger (n=114)	TC modéré (n=35)	TC sévère (n=27)
Bonne récupération	97,4 %	94,3 %	40,8 %
Handicap modéré	2,6 %	0 %	44,4 %
Handicap sévère	0 %	5,71 %	14,4 %

La durée du coma est aussi un marqueur de gravité, mais son utilisation est plus délicate, du fait de l'utilisation de drogues induisant une sédation. Il existe actuellement un consensus international sur le fait que **le meilleur marqueur de la sévérité du traumatisme est en réalité la durée de l'amnésie post-traumatique (APT)**. L'APT est définie comme la durée de la période allant du moment du traumatisme au moment où le patient récupère l'orientation dans le temps et dans l'espace et une capacité de mémorisation au jour le jour. Elle englobe donc le coma, la phase végétative (ou phase d'éveil), et la phase de confusion, d'amnésie et de désorientation qui suit. Jennett & Teasdale [4] ont proposé une classification de la sévérité du traumatisme en fonction de la durée de l'APT : - moins de 5 minutes : très léger ; - 5 à 60 minutes : léger ; - 1 à 24 heures : modéré ; - 1 à 7 jours : sévère ; - 1 à 4 semaines : très sévère ; - plus de 4 semaines : extrêmement sévère.

Le tableau 2 illustre les résultats de l'étude classique de l'équipe de Glasgow [5] illustrant les relations entre la durée de l'APT et le devenir un an après un TC sévère.

Tableau 2 - Devenir un an après un TC sévère, en fonction de la durée de l'APT
(d'après Jennett et al., 1981)

	Durée de l'APT			
	< 7 j (n=30)	8-14 j (n=71)	15-28 j (n=96)	> 28 j (n=289)
Bonne récupération	90 %	80 %	66 %	27 %
Handicap modéré	10 %	20 %	31 %	43 %
Handicap sévère	0 %	0 %	3 %	30 %

En dehors des mesures de sévérité du TC, d'autres variables sont susceptibles d'influer sur le pronostic. L'effet de l'âge a en particulier été constaté dans plusieurs études, le pronostic chutant très significativement après 45-50 ans.

LES SÉQUELLES DES TRAUMATISMES CRÂNIENS SÉVÈRES

Les TC sévères peuvent entraîner des séquelles sensori-motrices et surtout des séquelles cognitives et comportementales.

Séquelles somatiques

Des déficiences neurologiques sensori-motrices peuvent exister chez certains patients, même si elles sont rarement la cause principale de handicap. Les déficits les plus fréquents sont une dysarthrie, une hémiparésie, des atteintes de nerfs crâniens (nerfs oculomoteurs, anosmie, agueusie...), un syndrome cérébelleux. Il faut insister sur le fait que ces déficits, même s'ils ne sont pas majeurs, peuvent être gênants dans la vie quotidienne, pour courir, faire du sport, faire des courses, porter des charges lourdes, etc. [6]. Des déficits orthopédiques sont également possibles (paraostéoarthropathies...).

Les troubles cognitifs

Ce sont en fait les déficits cognitifs qui sont la principale source de handicap à long terme.

— *Les troubles de la mémoire*

Il s'agit là probablement de la plainte cognitive la plus fréquente des TC sévères et de leurs familles. Ces troubles respectent la mémoire à court terme mais touche la mémoire à long terme (c'est-à-dire la capacité d'apprentissage de nouvelles informations). Ces troubles sont à mettre au moins en grande partie sur le compte d'un dysfonctionnement frontal et sur l'existence de troubles attentionnels. Il ne s'agit en effet pas d'un véritable oubli à mesure mais plutôt d'une mauvaise stratégie d'apprentissage [7].

— *Les troubles de l'attention et le ralentissement du traitement de l'information*

La lenteur cognitive a été largement démontrée. Les difficultés de concentration et d'attention sont également fréquentes [8]. Parmi les difficultés attentionnelles, le déficit le mieux documenté concerne l'attention divisée, c'est-à-dire la capacité à faire deux choses à la fois. Ce déficit serait la conséquence d'une diminution des ressources attentionnelles [9, 10]. Cela peut bien entendu avoir un retentissement important sur la réinsertion professionnelle. En dehors de ces troubles spécifiques, il existe fréquemment une fatigabilité qui peut retentir sur l'efficacité de tous les processus cognitifs.

— *Les troubles des fonctions exécutives ("syndrome frontal")*

Ils sont fréquents et jouent un rôle majeur péjoratif sur la réinsertion professionnelle. Il s'agit à la fois de difficultés d'initiative et de contrôle, de modifications dans l'organisation des stratégies, de difficultés de conceptualisation [11]. Une perturbation des mécanismes d'inhibition ainsi que de la flexibilité mentale a également été retrouvée. La mise en évidence de ces perturbations des fonctions exécutives est toutefois difficile. Une évaluation dans des conditions dites "écologiques", proche de celles de la vie de tous les jours paraît souhaitable.

— *Les modifications du comportement et de la personnalité*

Ces troubles qui peuvent survenir chez 50 à 70 % des TC sévères peuvent être d'une gravité variable. Il peut s'agir soit de modification sur le versant de l'inhibition avec un apragmatisme et un manque d'initiative, soit sur le versant de la désinhibition avec une impulsivité, une intolérance aux contrariétés et aux frustrations.

— *L'anosognosie et les troubles de la conscience de soi*

Les patients ont fréquemment une conscience amoindrie de leurs difficultés cognitives et comportementales, alors qu'ils ont bien conscience de leurs incapacités physiques. Cette anosognosie rend l'évaluation des blessés encore plus difficile, car spontanément, les patients ne se plaignent que peu voire pas du tout. Le témoignage des proches est essentiel pour obtenir des informations sur les difficultés dans la vie quotidienne.

Handicap social

— *Autonomie pour les activités de la vie quotidienne*

Les blessés récupèrent le plus souvent une autonomie satisfaisante pour les activités élémentaires de la vie quotidienne. En revanche, de nombreux patients restent dépendants pour les activités plus élaborées (faire les courses, le ménage, gérer son budget, prendre les transports en communs...).

— *Retentissement familial, social et professionnel*

Une fois passée la phase aiguë, les blessés sont le plus souvent à la charge de leur famille, ce qui représente un fardeau souvent très lourd [12]. A côté des perturbations familiales, on observe fréquemment un appauvrissement de la vie sociale et de loisirs [13].

La proportion de patients reprenant leur travail est variable selon les études. Dikmen et al. [14] ont étudié 366 patients hospitalisés pour un TC, quelle qu'en soit la gravité. A un an, 37 % des TC sévères avaient repris un travail, contre 64 % dans le groupe de gravité modérée et 83 % parmi les TC légers. Ce dernier chiffre n'est que très légèrement inférieur à celui d'un groupe contrôle (traumatisés sans TC). Nous avons obtenu des résultats comparables sur un groupe de 75 TC sévères, pris en charge dans un service de rééducation, et revus 2 à 7 ans après le TC. A cette date, seuls 27,6 % des blessés avaient repris un travail à temps plein, et 17,3 % un travail à temps partiel [15].

L'ÉVALUATION DES TC SÉVÈRES DANS LE CADRE DE L'EXPERTISE MÉDICALE

Une mission spécifique

L'évaluation des différents déficits que l'on vient de passer en revue est difficile. A l'évidence, cette évaluation demande du temps et de l'expérience. C'est pourquoi elle fait l'objet d'une mission spécifique. Cette mission a été élaborée en 2002 par un groupe de travail constitué par le ministère de la justice. Les conclusions de ce groupe de travail, ainsi que la mission spécifique, peuvent être consultées sur le site internet du ministère de la justice (www.justice.gouv.fr/publicat/Rapptraumad.htm#3). Cette mission spécifique demande à l'expert "d'analyser en détail les troubles des fonctions intellectuelles, affectives et du comportement, et leur incidence sur les facultés de gestion de la vie et d'insertion ou de réinsertion socio-économique" (point N° 6 de la mission). Elle précise également la nécessité de recueillir non seulement les doléances de la victime, mais aussi, et au besoin séparément, celles des membres de son entourage (point N° 4). L'avis des proches est en effet essentiel du fait de l'anosognosie fréquente des blessés. La problématique particulière du TC sévère de l'enfant est également abordée de façon détaillée dans cette mission. La mission demande à l'expert, en dehors des postes de préjudice habituels, de se prononcer sur les nécessités d'assistance par une tierce personne, sur l'aménagement éventuel du logement, et sur le retentissement professionnel. Elle demande enfin de se prononcer sur la nécessité d'une mesure de protection judiciaire.

Commentaires de la mission

La mission est complétée par des commentaires sur des points précis, qui ont leur importance. *Les conditions de réalisation de l'expertise* sont discutées. Ainsi, il est recommandé à l'expert, dans les cas où les blessés sont dans un état de dépendance importante, de pratiquer l'expertise sur le lieu de vie du blessé. La présence d'un membre de l'entourage est considérée comme "éminemment souhaitable". L'assistance d'un médecin est recommandée.

La détermination de l'état antérieur est d'une grande importance, en particulier quand il existe des troubles psychologiques ou comportementaux qui pouvaient éventuellement préexister à l'accident. Il est alors parfois difficile de préciser exactement ce qui est lié au TC et ce qui revient à cet éventuel état antérieur.

Il est précisé que *l'évaluation de l'indépendance fonctionnelle* ne doit pas se limiter aux actes élémentaires de la vie quotidienne, mais doit aussi prendre en compte les actes "élaborés" (gérer son budget, faire des courses, se déplacer seul à l'extérieur...), qui sont souvent plus difficiles pour les traumatisés crâniens. On demande également à l'expert de prendre en compte d'autres dimensions, telles que la perte du rôle familial du blessé, ses capacités d'intégration sociale et professionnelle. On recommande à l'expert de décrire le déroulement d'une journée type du blessé, éventuellement en se faisant aider d'un ergothérapeute.

La date de consolidation est discutée. Il est conseillé d'attendre trois ans pour prononcer la consolidation, du fait des déficits neuropsychologiques qui ne sont généralement pas fixés avant cette date. Toutefois, en cas d'état végétatif persistant ou pauci-relationnel, la consolidation pourra intervenir plus précocement.

Les outils d'évaluation

L'examen médical et neurologique traditionnel est notoirement insuffisant ici. C'est pourquoi la mission spécifique demande un bilan neuropsychologique récent. L'expert peut toutefois s'aider d'outils d'évaluation globaux, conçus spécifiquement pour les TC. Le document européen (EBIS) d'évaluation des TC a été conçu par un groupe de travail européen pour permettre une évaluation globale de l'ensemble des déficiences, des incapacités et du handicap lié à un TC [16]. Ce document est intéressant, mais de passation relativement longue (au minimum une heure). L'échelle neuro-comportementale révisée est de réalisation plus courte, mais ne porte que sur les aspects cognitifs et le comportement (NRS-R) [17]. Il faut toutefois une certaine habitude pour utiliser ces outils.

LES TRAUMATISMES CRÂNIENS LÉGERS

Soixante à 95 % des TC sont des TC légers (TCL) [18]. Contrastant avec la bénignité des TCL sur le plan vital, un nombre non négligeable de patients (aux alentours de 25 %) va présenter des plaintes durables, avec un retentissement socio-professionnel pouvant être majeur. Ces plaintes persistantes sont mal comprises, car elles contrastent d'une part avec la bénignité apparente des lésions initiales, et d'autre part avec la négativité des explorations complémentaires (y compris les évaluations neuropsychologiques). Une littérature abondante a été consacrée à ces plaintes, qui posent de nombreuses questions relatives à leur origine (organique ou psychologique ?), au rôle de la personnalité antérieure, ou encore de la recherche éventuelle d'indemnisation. Le terme de "syndrome subjectif", traditionnellement utilisé dans la pratique médicale française pour décrire ces plaintes, mettant trop l'accent sur la non-organicité des plaintes, n'est pas utilisé dans la terminologie internationale et devrait être abandonné, au profit du terme de Syndrome Post-Commotionnel (SPC).

Définitions et classifications : qu'est-ce qu'un TCL ?

Une des raisons rendant difficile l'analyse de la littérature sur le TCL vient de la variété des définitions utilisées par les différents auteurs. Le Mild Traumatic Brain Injury Committee de l'American Congress of Rehabilitation Medicine a proposé pour affirmer la présence d'un TCL la présence d'au moins l'un des symptômes suivants [19] :

Perte de connaissance inférieure à 30 minutes,

Score de coma de Glasgow entre 13 et 15,

APT inférieure à 24 heures,

Altération de l'état mental au moment de l'accident (confusion, désorientation...),

Déficit neurologique focal, éventuellement transitoire.

Le syndrome post-commotionnel (SPC)

Le SPC est défini par un ensemble de plaintes, relativement stéréotypées, associant à des degrés divers : une céphalée qui est habituellement le symptôme dominant ; des sensations de déséquilibre et des pseudo-vertiges ; des troubles sensoriels (phosphènes, acouphènes, intolérance au bruit) ; une fatigabilité avec des troubles du sommeil (hypersomnie ou insomnie) ; des plaintes cognitives (difficultés de concentration, de mémoire) ; enfin, des modifications du caractère à type d'irritabilité, de perte de l'élan vital, de désintérêt pour l'environnement.

L'état de stress post-traumatique

Ce syndrome est bien différent du SPC. Il s'agit ici d'une réaction psychologique à un événement traumatique aigu. Cet état, anciennement appelé névrose traumatique, et connu dans la littérature internationale sous le terme de post-traumatic stress disorder (PTSD) appartient selon la DSM-IV au registre des troubles anxieux [20]. Les critères diagnostiques du PTSD selon la DSM-IV sont les suivants [20] :

- Avoir été victime (ou seulement témoin) d'un événement traumatique soudain mettant en jeu la vie ou l'intégrité physique de la personne elle-même ou d'autrui.
- Réaction du sujet à cet événement se traduisant par une peur intense, un sentiment d'impuissance, ou d'horreur.
- L'événement traumatique est constamment revécu (expériences de reviviscence) de diverses façons : mémoires intrusives, cauchemars, sentiment de

revivre l'accident, détresse lors de l'exposition à des indices évoquant l'événement traumatique.

- Comportement d'évitement de tout ce qui peut rappeler le traumatisme.
- Emoussement de la réactivité générale, désintérêt.
- Troubles de la vigilance (insomnie, irritabilité, difficulté de concentration, hypervigilance, sursauts).
- Ces symptômes ont un retentissement dans la vie quotidienne.

Fréquence et conséquences du SPC. La fréquence du SPC diminue progressivement avec le temps mais là encore avec des divergences selon les études (en moyenne de : 29 à 32 % à 6 mois [21]). Dans l'étude épidémiologique réalisée en Aquitaine [3], la prévalence des plaintes subjectives cinq ans après l'accident était significativement plus élevée après un TCL qu'après un traumatisme des membres inférieurs. Le SPC peut avoir un retentissement socioprofessionnel. Ainsi, dans la méta-analyse de Binder et al. [21], la durée moyenne de l'arrêt de travail après un TCL était de 3,5 semaines, et le pourcentage de patients ne reprenant pas leur travail à distance n'était pas négligeable (13,6 % en moyenne).

Facteurs prédictifs du SPC. La sévérité du traumatisme semble un facteur de risque prédictif de la survenue du SPC. Ainsi, dans une étude récente [22], 79 patients ont été suivis après un TCL. Six mois après le TCL, 22 blessés (28 %) présentaient un SPC. Plusieurs données de la phase aiguë étaient significativement prédictives de la survenue du SPC (multipliant le risque par un facteur 2 environ) : la présence de symptômes à l'arrivée aux urgences de l'hôpital (céphalées, vomissements, vertiges), et les marqueurs biochimiques de souffrance cérébrale, dosables dans le sang (*neurone spécific enolase* et *proteine S-100B*).

Les facteurs de risques de persistance à long terme du SPC sont plus mal connus. La plupart des études n'ont pas constaté de lien significatif entre la sévérité du TCL et la persistance prolongée du SPC. Le rôle de facteurs non liés au traumatisme a été largement débattu dans la littérature. Une étude française a suggéré qu'un contexte psychosocial défavorable pouvait augmenter considérablement le risque de SPC (jusqu'à 13 fois plus de risque !) et diminuer les chances de retour au travail (2,5 fois moins de chances) [23]. De même, le rôle du niveau éducatif et du sexe est discuté, ainsi que ceux de l'âge, de l'état antérieur somatique, neurologique ou psychiatrique, du stress ressenti dans la vie, qui ont pu être trouvés associés dans certaines études à la persistance du SPC. L'effet de la recherche d'indemnisation est une question encore plus difficile, du fait des enjeux financiers. Même si, là encore, les difficultés méthodologiques sont nombreuses, plusieurs travaux ont montré que les patients en recherche d'indemnisation avaient une récupération moins bonne.

EPILEPSIE APRÈS UN TC

L'épilepsie post-traumatique est une complication relativement fréquente. Il faut distinguer les crises précoces, survenant dans la première semaine (le plus souvent le premier jour) des crises tardives apparaissant le plus souvent après 3 mois. Ce risque est augmenté en cas de plaie crânio-cérébrale, et pour les TC fermés, en cas de contusion cérébrale, d'hématome sous-dural, de fracture du crâne, d'une perte de connaissance de plus d'une journée, et après 65 ans [24]. L'incidence globale est de 1,8 % à 5 %, dépendante de la gravité du TC, avec une augmentation du risque par rapport à la population générale de 1,5 pour les TC légers, de 2,9 pour les TC modérés, et de 17,0 pour les TC sévères [24].

En matière d'évaluation du dommage corporel, deux points peuvent prêter à discussion pour ce qui concerne le lien de cause à effet entre le TC et les crises comitiales. Le premier point est la survenue de crises retardées, plusieurs années après le TC, et le second concerne les TCL. L'étude citée plus haut montre bien que le risque de comitialité est significativement augmenté, par rapport à la population générale, pendant de très nombreuses années, presque à vie, en cas de TC grave. En cas de TCL, deux grandes études de cohortes en conditions épidémiologiques ont montré que le TCL augmentait significativement de 50 % le risque de crises d'épilepsie, essentiellement durant les quatre premières années après l'accident [24, 25]. Toutefois, le risque absolu restait faible, le risque cumulé sur 5 ans étant de 0,7 %.

APPORT DE LA NEURO-IMAGERIE

Les lésions traumatiques prédominent dans les régions fronto-basales et temporo-polaires. Toutefois, les corrélations anatomo-cliniques sont particulièrement difficiles à établir dans cette pathologie. En effet, les séquelles cognitives sont essentiellement en rapport avec les lésions axonales diffuses, qui sont des lésions de cisaillement de la substance blanche provoquées par les forces d'accélération/décélération brutales. Ces lésions sont mal visualisées par les examens neuroradiologiques morphologiques traditionnels (tomodensitométrie, IRM). C'est ce qui explique l'absence de parallélisme entre les images scanographiques et les déficits séquellaires. Il n'est pas rare de voir des patients avec des troubles cognitifs invalidants et peu ou pas de lésions décelables. Le seul signe d'imagerie morphologique qui ait une valeur pronostique prouvée est la dilatation ventriculaire (due à l'atrophie cortico sous-corticale). Récemment, quelques études ont été réalisées en utilisant des techniques de neuro-imagerie fonctionnelle (TEP ou IRM fonctionnelle) et ont mis en évidence des dysfonctionnements cérébraux chez des patients ne présentant pas de lésion décelable sur l'imagerie morphologique [26, 27].

*
* *

L'évaluation des séquelles des TC est difficile. Le risque de sous-estimer les déficits cognitifs est grand en cas de TC sévère avec syndrome dysexécutif et anosognosie, ce d'autant que les corrélations antomo-cliniques sont limitées. Le recours à une mission d'expertise spécifique, incluant une évaluation neuropsychologique spécialisée, est un progrès important dans ce domaine.

BIBLIOGRAPHIE

[1] JENNETT B. and BOND M. - *Assessment of outcome after severe brain damage*. Lancet, 1: 480-484., 1975. — [2] JENNETT B. and PLUM F. - *Persistent vegetative state after brain damage: A syndrome in search of a name*. Lancet, 1: 734-737, 1972. — [3] MASSON F., MAURETTE P., SALMI L.R. *et al.* - *Prevalence of impairments 5 years after a head injury, and relationship with disabilities and outcome*. Brain Injury, 10: 487-497, 1996. — [4] JENNETT B. and TEASDALE G. - *Management of Head Injuries*. Philadelphia: Davis, 1981. — [5] JENNETT B., SNOEK J., BOND M.R. et al. - *Disability after severe head injury: Observations on the use of the Glasgow Outcome Scale*. Journal of Neurology, Neurosurgery and Psychiatry, 44: 285-293, 1981. — [6] PONSFORD J.L., OLVER J.H.

AND CURRAN C. - *A profile of outcome: 2 years after traumatic brain injury*. Brain Injury, 9: 1-10, 1995. — [7] VAN DER LINDEN M. AND MEULEMANS T. - *Les troubles de la mémoire à long terme consécutifs à un traumatisme crânien grave*. In: C. Bergego and P. Azouvi (editors) Neuropsychologie des Traumatismes Crâniens Graves de l'Adulte (Paris: Frison-Roche), pp. 65-88, 1995. — [8] LECLERCQ M., COUILLET J., AZOUVI P. et al. - *Dual task performance after severe diffuse traumatic brain injury or vascular prefrontal damage*. Journal of Clinical and Experimental Neuropsychology, 22: 339-350, 2000. — [9] AZOUVI P., JOKIC C., VAN DER LINDEN M. *et al* - *Working memory and supervisory control after severe closed head injury. A study of dual task performance and random generation*. Journal of Clinical and Experimental Neuropsychology, 18: 317-337, 1996. — [10] AZOUVI P., COUILLET J., LECLERCQ M. et al. - *Divided attention and mental effort after severe traumatic brain injury*. Neuropsychologia, 42: 1260-1268, 2004.

[11] MAZAUX J.M. and DESTAILLATS J.M. - *Des troubles cognitifs aux troubles comportementaux : Problèmes d'évaluation*. In: C. Bergego and P. Azouvi (editors) Neuropsychologie des Traumatismes Crâniens Graves de l'Adulte (Paris: Frison-Roche), pp. 223-238, 1995. — [12] BROOKS D.N., CAMPSIE L., SYMINGTON C. et al. - *The five year outcome of severe blunt head injury: A relative's view*. Journal of Neurology, Neurosurgery and Psychiatry, 49: 764-770, 1986. — [13] PONSFORD J.L., OLVER J.H., CURRAN C. et al. - *Prediction of employment status 2 years after traumatic brain injury*. Brain Injury, 9: 11-20, 1995. — [14] DIKMEN S.S., TEMKIN N.R., MACHAMER J.E. et al. - *Employment following traumatic head injuries*. Archives of Neurology, 51: 177-186, 1994. — [15] MAILHAN L., AZOUVI P. and DAZORD A. - *Life satisfaction and disability after severe traumatic brain injury*. Brain Injury, in press. — [16] TRUELLE J.L., JOSEPH P.A., BROOKS D.N. et al. - *European initiative to develop services for the rehabilitation of brain injured patients*. Brain Injury, 4: 305-306, 1990. — [17] VANIER M., MAZAUX, J., LAMBERT J. et al. - *Assessment of neuropsychologic impairments after head injury: interrater reliability and factorial and criterion validity of the Neurobehavioral Rating Scale-Revised.* Archives of Physical Medicine and Rehabilitation, 81: 796-806, 2000. — [18] KRAUS J.F. - *Epidemiologic features of head and spinal cord injury*. Advances in Neurology, 19: 261-278, 1978. — [19] COMMITTEE M. T.B.I. - *Definition of mild traumatic brain injury*. Journal of Head Trauma Rehabilitation, 8: 86-87, 1993. — [20] ASSOCIATION A.P. - *Diagnostic and Statistical Manual of Mental Disorders* (4th edition). Washington, DC: APA, 1994.

[21] BINDER L.M., ROHLING M.L. and LARRABEE J. - *A review of mild head trauma. Part I: Meta-analytic review of neuropsychological studies*. J Clin Exp Neuropsychol, 19(3): 421-431, 1997. — [22] DE KRUIJK J.R., LEFFERS P., MENHEERE P.P. *et al.* - *Prediction of post-traumatic complaints after mild traumatic brain injury: early symptoms and biochemical markers*. Journal of Neurology, Neurosurgery, and Psychiatry, 73(6): 727-732, 2002. — [23] COHADON F., RICHER E. and CASTEL J.P. - *Head - injuries: incidence and outcome*. Journal of Neurological Sciences, 103 Suppl: S27-31, 1991. — [24] ANNEGERS J.F., HAUSER A., COAN S.P. et al. - *A population-based study of seizures after traumatic brain injuries*. New England Journal of Medicine, 338: 20-24, 1998. — [25] ANNEGERS J.F., GRABOW J.D., GROOVER R.V. et al. - *Seizures after head trauma: a population study*. Neurology, 30(7 Pt 1): 683-689, 1980. — [26] FONTAINE A., AZOUVI P., REMY P. et al. - *Functional anatomy of neuropsychological deficits after severe traumatic brain injury*. Neurology, 53: 1963-1968, 1999. — [27] AZOUVI P. - *Neuroimaging correlates of cognitive and functional outcome after traumatic brain injury*. Current Opinion in Neurology, 13: 665-669, 2000.

INFECTIONS NOSOCOMIALES : BASES DE LA RÉPARATION

PAR

A. SOTTO*, M. CAZABAN**

Les infections nosocomiales représentent un problème de santé publique en terme de fréquence (taux d'infectés à 6,9 % et taux d'infections à 10,5 % à la dernière enquête nationale de prévalence des infections nosocomiales un jour donné), de gravité (surmorbidité et surmortalité), de coût monétaire. Les lois du 4 mars 2002 et du 30 décembre 2002 ont précisé les procédures d'indemnisation des infections nosocomiales. En effet, la loi du 4 mars 2002 "relative aux droits des malades et à la qualité du système de santé" stipule dans le domaine de la réparation des risques sanitaires :

"Art. L.1142-1. -I.- Hors le cas où leur responsabilité est encourue en raison d'un défaut d'un produit de santé, les professionnels de santé mentionnés à la quatrième partie du présent code, ainsi que tout établissement, service ou organisme dans lesquels sont réalisés des actes individuels de prévention, de diagnostic ou de soins ne sont responsables des conséquences dommageables d'actes de prévention, de diagnostic ou de soins qu'en cas de faute. Les établissements, services et organismes susmentionnés sont responsables des dommages résultant d'infections nosocomiales, sauf s'ils rapportent la preuve d'une cause étrangère".

Cette cause étrangère dite exonératoire de responsabilité doit être imprévisible et irrésistible comme l'a précisé un arrêt de la Cour d'Appel de Pau datant de l'année 2000. Cela rend sa démonstration difficile d'autant plus que la prise en charge des patients en milieu hospitalier devient de plus en plus complexe. La loi ajoute :

"II.- Lorsque la responsabilité d'un professionnel, d'un établissement, service ou organisme mentionné au I ou d'un producteur de produits n'est pas engagée, un accident médical, une affection iatrogène ou une infection nosocomiale ouvre droit à la réparation des préjudices du patient au titre de la solidarité nationale, lorsqu'ils sont directement imputables à des actes de prévention, de diagnostic ou de soins et qu'ils ont eu pour le patient des conséquences anormales au regard de son état de santé comme de l'évolution prévisible de celui-ci et présentent un caractère de gravité."

Ainsi, hormis la situation où la cause étrangère exonératoire est démontrée, il existe deux possibilités. La *situation où il y a faute* et dans ce cas l'indemnisation des patients passés par le système de responsabilité civile ou administrative des professionnels ou des établissements. Dans la *situation où il n'y a pas faute*, mais que l'état du patient est lié à l'acte ou au traitement médical, nous entrons dans le domaine de l'aléa "thérapeutique".

---

* Comité de lutte contre les infections nosocomiales, ** Equipe opérationnelle d'hygiène hospitalière, GH Carémeau - 30029 Nîmes Cedex 04.

Les modalités d'indemnisation des victimes ont été précisées par la loi du 30 décembre 2002 qui a défini la répartition du poids de la prise en charge des préjudices liés aux infections nosocomiales en fonction de leur gravité. Elle a introduit la notion de solidarité nationale dans le cadre de l'indemnisation des événements graves sans faute. Il existe ainsi deux structures intervenant dans l'indemnisation des conséquences graves des infections nosocomiales. Il s'agit des Commissions Régionales de Conciliation et d'Indemnisation des accidents médicaux (CRCI) et de l'Office National d'Indemnisation des Accidents Médicaux (ONIAM). Ce dernier est financé par l'assurance maladie. Les CRCI ne peuvent être saisis que dans les situations où l'infection nosocomiale est responsable d'un taux d'incapacité permanente partielle supérieure à 24 % ou d'une incapacité temporaire totale de plus de 6 mois consécutifs. La prise en charge par la solidarité nationale et donc l'indemnisation par l'ONIAM n'intervient qu'en cas de décès ou d'IPP supérieure à 25 %. Dans les autres cas l'indemnisation est prise en charge par l'assureur.

Depuis plusieurs années, les jurisprudences civiles et administratives ont favorisé une meilleure prise en charge du préjudice lié à la survenue d'une infection nosocomiale. Ainsi les lois du 4 mars et du 30 décembre 2002 ont défini les modalités d'indemnisation. Ces mesures associées à une meilleure information du patient et au signalement des infections nosocomiales devraient permettre une meilleure prise de conscience de ce problème de santé publique sans oublier bien sûr le rôle de la prévention dans ce domaine.

BIBLIOGRAPHIE

[1] ALUNNI-PERRET V., CHICHE P., QUATREHOMME G. - *Les infections nosocomiales : situation actuelle*. Journal de Médecine Légale Droit Médical 2004, 47 : 11-18. — [2] GROMB S., PARNEIX P., GACHIE J.P., LABADIE J.C. - *Responsabilité médicale : les nouvelles obligations en matière d'information sur les risques infectieux*. Médecine et Maladies Infectieuses 2004, 34 : 123-126. — [3] LOI N° 2002-303 DU 4 MARS 2002 RELATIVE AUX DROITS DES MALADES ET A LA QUALITÉ DU SYSTÈME DE SANTÉ. — [4]Loi n° 2002-1577 du 30 décembre 2002 relative à la responsabilité civile médicale. — [5] DÉCRET N° 2001-671 DU 26 JUILLET 2001 RELATIF A LA LUTTE CONTRE LES INFECTIONS NOSOCOMIALES DANS LES ÉTABLISSEMENTS DE SANTÉ ET MODIFIANT LE CODE DE LA SANTÉ PUBLIQUE. — [6] CIRCULAIRE DHOS\E2 - DGS\SD5C N° 21 DU 22 JANVIER 2004 RELATIVE AU SIGNALEMENT DES INFECTIONS NOSOCOMIALES ET A L'INFORMATION DES PATIENTS DANS LES ÉTABLISSEMENTS DE SANTÉ.

LES SÉQUELLES DES BRÛLURES : ÉVALUATION EXPERTALE

PAR

P. HUGEUX*, E. LAPEYRE*, J. LE GUILLOUX*, F. PETIT*, L. THEFENNE*

L'étude de la réparation du dommage corporel chez le grand brûlé impose des réflexions spécifiques liées à la nature du traumatisme et au polymorphisme lésionnel des victimes. En effet, les brûlés représentent une population très hétérogène [22]. Si la notion et le terme de brûlé grave, ou grand brûlé, font surtout référence au pronostic vital engagé dans la phase initiale et à des séquelles lourdes et caricaturales, cela ne saurait faire oublier qu'une brûlure, même circonscrite, peut être grave par son pronostic fonctionnel, esthétique, et social, et aussi faire l'objet d'une expertise en vue d'une réparation [17]. Dans ce contexte protéiforme, il reste toutefois possible de tracer des lignes directrices qui doivent guider l'évaluation expertale dans la majorité des situations.

En fonction des différents cadres d'indemnisation définis par les conditions dans lesquelles est survenu le dommage, le rôle du médecin expert sera de déterminer un ensemble de préjudices, patrimoniaux et/ou extrapatrimoniaux, pour une réparation plus ou moins intégrale. Ceci étant, il sera hors de notre propos de développer une discussion sur le maquis des barèmes d'indemnisation en fonction des régimes de réparation [6].

Par contre, ce dommage original nous incitera à évoquer plus particulièrement les points suivants : - concepts de consolidation et d'incapacité partielle permanente (IPP) appliqués aux brûlés ; - identification des séquelles spécifiques et mode d'évaluation en tant que préjudices ; - particularités de certains chefs de préjudice à l'évaluation difficile (séquelles psychologiques, souffrances endurées, préjudices sexuels...).

Un bref rappel du long cheminement auquel est soumis le grand brûlé est indispensable pour mieux comprendre l'installation progressive, malgré les spectaculaires progrès des thérapeutiques modernes, de séquelles incontournables.

LE CHEMINEMENT DU GRAND BRÛLÉ

Il se résume schématiquement en 3 phases d'importance inégale, en fonction du profil évolutif de la victime et des objectifs à atteindre.

La phase initiale

Elle se déroule idéalement dans un service de réanimation spécialisé. Elle débute immédiatement après l'accident, pour se terminer quand le recouvrement cutané est assuré et les fonctions vitales stabilisées. Elle dure en moyenne de 1 à 3 mois, voire plus. Les thérapeutiques associent intimement traitements

* Institution Nationale des Invalides - Service de M.P.R. - 6, bd des Invalides - 75007 Paris
** H.I.A. Percy - Service de M.P.R. - 101, avenue Henri Barbusse - 92140 Clamart

généraux et traitements locaux dans un contexte de réanimation-réparation. La bonne tenue du dossier d'hospitalisation est essentielle pour informer et argumenter la future évaluation expertale. Elle fait état : - des circonstances de survenue de l'accident (accident domestique, du travail, du trafic, agression, immolation, catastrophe collective, conflit armé [13]...), de l'environnement traumatique global ("crush", "blast", polytraumatisme...), ainsi que des caractéristiques de la phase pré-hospitalière [14] ; - de la nature de l'agent causal (brûlure thermique, électrique [1], chimique [2], par radiation [5]) ; - de la gravité initiale du tableau clinique [17], de la brûlure elle-même (superficie, profondeur, siège...) et de l'état général, respiratoire en particulier [19] ; - des techniques d'anesthésie-analgésie-réanimation [20], ainsi que des thérapeutiques médicamenteuses. Souvent lourdes, elles peuvent être elle-même iatrogènes (gestes invasifs et risque infectieux, antibiothérapie ototoxique...) ; - des gestes chirurgicaux, d'urgence (esccarotomies, incisions de décharge, aponévrotomies), de recouvrement cutané [12] (excisions-greffes précoces, cultures cellulaires, dermes artificiels, voire lambeaux), ou mutilants (amputation de membre, de reliefs cartilagineux comme à la face, excision de parties molles nécrosées) ; - des complications évolutives plus ou moins immédiates [3] (maladie thrombo-embolique, défaillance viscérale voire polyviscérale, septicémie avec ou sans greffe septique secondaire, troubles métaboliques et nutritionnels...) ; - des complications orthopédiques authentiques (ostéoarthrite, ostéite, rupture tendineuse...), ou potentiellement naissantes (ossification ectopique péri-articulaire [10], algodystrophie et capsulopathie rétractile...) ; - des complications neurologiques périphériques (syndrome de loge ou syndrome canalaire, compression de décubitus, polyneuropathie de réanimation...) ; - du contexte douloureux... [8, 20] ; - du contexte psychologique...[21] ; - de l'antériorité psycho-familio-sociale...

La phase secondaire

Elle devrait se dérouler de préférence dans un service ou un centre de médecine physique et de réadaptation (MPR) expérimenté dans la prise en charge de ces patients [7]. Elle dure de plusieurs semaines à plusieurs mois, entrecoupée de sorties temporaires, de gestes chirurgicaux correcteurs [18], parfois de cures thermales. Elle prend fin quand l'autonomie fonctionnelle et sociale autorise la réinsertion. Les thérapeutiques associent une large panoplie de moyens de rééducation et réadaptation, dont certains sont originaux.

C'est la phase idéale pour dépister, prévenir, ou corriger les déficits passés inaperçus au cours de la phase initiale, ou constitués de manière inéluctable.

La phase des séquelles

Elle se déroule à titre externe. Elle est l'accompagnement dans la réinsertion. Elle fait appel à des moyens thérapeutiques d'entretien des acquis (massokinésithérapie, cures thermales, vêtements compressifs, autres orthèses...). Elle est entrecoupée d'éventuels gestes chirurgicaux correcteurs, jusqu'à totale stabilisation des déficiences.

A ce stade, le médecin de MPR devient souvent l'interlocuteur privilégié, coordonnateur des différentes interventions, en relation directe avec le chirurgien plasticien. Il est aussi essentiel dans son rôle de conseil et éventuellement d'assistance dans le déterminisme de la réparation juridique et matérielle, car c'est à cette période que se prononce habituellement la consolidation médico-légale et que se construisent les expertises.

BRÛLURES ET CONSOLIDATION

La consolidation est un concept dont l'interprétation peut être ambiguë selon le cadre, médical ou juridique, dans lequel il est employé.

Il convient de rechercher une certaine stabilité déterminée en fonction de critères, médicaux d'abord, mais également adaptés de façon pragmatique à chaque situation. Cette évaluation demande un travail de synthèse particulièrement délicat et c'est l'une des tâches les plus difficiles qui incombent à l'expert. A ce constat s'ajoute le fait que la loi du 4 mars 2002 a de nouveau consacré la date de consolidation comme point de départ de l'offre d'indemnisation.

Dans le contexte particulier du patient brûlé, on peut résumer cette notion par l'expression "ni trop tôt, ni trop tard". Ni trop tôt, cela signifie de laisser s'exprimer le génie évolutif naturel d'une réparation jusqu'à son caractère permanent séquellaire, et de se donner un peu de recul pour apprécier l'adaptation de la victime à celle-ci. Ni trop tard, cela signifie de ne pas différer la consolidation de façon inconsidérée au risque de retarder abusivement l'indemnisation de la victime.

La consolidation doit être prononcée à une date marquant l'absence d'évolution prévisible, argumentée médicalement.

Au plan pratique, les principaux sujets de discussion de la date de consolidation d'un grand brûlé séquellaire concernent : - le statut cutané (maturation cicatricielle obtenue en moyenne en 6 à 18 mois, parfois plus, gestes de chirurgie réparatrice accomplis) ; - le statut psychologique... ; - éventuellement, le statut neurologique, périphérique ou central ; - les séquelles des brûlures électriques et par radiation (génie évolutif spécifique).

BRÛLURES ET INCAPACITÉ PERMANENTE PARTIELLE

Déterminée à la date de consolidation, l'incapacité permanente peut être définie actuellement comme "la réduction définitive du potentiel physique, psychosensoriel, ou intellectuel, résultant d'une atteinte à l'intégrité anatomophysiologique, médicalement constatable, donc appréciable par un examen clinique approprié, complété par l'étude des examens complémentaires produits, à laquelle s'ajoutent les phénomènes douloureux et les répercussions psychologiques normalement liées à l'atteinte séquellaire décrite, ainsi que les conséquences habituellement et objectivement liées à cette atteinte dans la vie de tous les jours" [23].

La réduction du potentiel doit s'apprécier *in abstracto*, c'est-à-dire que l'éventuelle incidence sociale et/ou professionnelle ne fait pas partie du contenu de l'IPP. Son éventuelle existence devra faire l'objet d'une description précise spécifique par le médecin expert.

En cas de déficits multiples atteignant plusieurs fonctions ou plusieurs systèmes, et c'est souvent le cas du grand brûlé séquellaire, la simple addition des taux d'IPP peut aboutir à un total dépassant largement 100 %. L'évaluation devra alors se faire globalement, et le taux retenu tiendra compte de l'appréciation des capacités restantes combinées (physiques, psychosensorielles, intellectuelles), en se référant à l'autonomie nécessaire et indispensable à l'accomplissement des activités élémentaires de la vie quotidienne.

BRÛLURES ET SÉQUELLES DE L'ORGANE CUTANÉ [18, 23]

Les lésions élémentaires

Dans son nouveau barème indicatif d'évaluation des taux d'incapacité en droit commun, le Concours Médical édition 2001, légitimé par le comité scientifique du centre de documentation sur le dommage corporel et la fédération française des associations de médecins conseils experts, a enfin corrigé une énorme lacune, en reconnaissant à la peau brûlée séquellaire un caractère invalidant. Un chapitre spécifique, intitulé "séquelles cutanées des brûlures graves et étendues", a été intégré. Le texte *in extenso* est très informatif : "les brûlures graves et étendues peuvent être à l'origine de séquelles spécifiques en dehors de celles d'ordre purement esthétique et psychologique, des amputations d'organes et/ou des graves altérations de régions anatomiques, des atteintes des fonctions articulaires ou sensitivo-motrices, qui font l'objet d'une évaluation distincte".

Un taux d'IPP n'est justifié que lorsqu'il s'est agi de brûlures profondes avec greffe ou cicatrisation pathologique. Le taux d'IPP proposé pour ces séquelles spécifiques doit tenir compte essentiellement du pourcentage de la surface des lésions, mais également du mode de réparation (greffes autologues, cultures), et des anomalies des zones greffées : dysfonctionnement dans les échanges habituels de la peau (thermorégulation, sudation...), fragilité cutanée (ulcérations, fissures au port des vêtements, intolérance au soleil), prurit, eczématisation, hyperkératose.

Ainsi, les séquelles cutanées ne sont plus exclusivement évaluées en fonction de leurs conséquences mécaniques (liberté des structures sous-jacentes tendino-musculo-aponévrotiques ou ostéo-articulaires), mais aussi dans leurs autres composantes, trophique et cosmétique, sécrétoire, homéothermique, immunologique...

D'une manière générale, en dehors des brûlures superficielles, le processus cicatriciel d'une peau brûlée est toujours pathologique, la restitution *ad integrum* étant une utopie. Il se traduit selon plusieurs modalités élémentaires associant la rétraction, l'hypertrophie, la fibrose adhésive. L'ensemble s'organise en noyaux, placards, coulées, brides, palmes, symphyses...

La dégénérescence cancéreuse est possible à long terme.

D'autres séquelles sont fréquentes, spécifiquement dermatologiques [15], pouvant être classées en désordres phanériens (suppuration de la barbe, alopécie, onychodystrophie), séquelles dyschromiques (rougeur, hypochromie, hyperpigmentation), et autres désordres cutanés (xérose, hypersensibilité au soleil, grains de milium).

Combinées aux lésions orthopédiques, les séquelles cutanées élémentaires permettent de décrire des particularités topographiques.

Les particularités topographiques

— L'extrémité céphalique : scalp et alopécie ; front figé ; paupières sans cil avec ectropion ; destruction de la pointe du nez et des ailes narinaires ; rétraction des lèvres avec microstomie buccale ; placards jugaux participant aux difficultés d'ouverture de la bouche ; destruction ou déformation des pavillons auriculaires avec chondrite extensive ; brides cervico-mentonnières pouvant aboutir à l'extrême à une symphyse sterno-mentonnière...

— Les zones fonctionnelles des membres :

- *La main* est au centre des préoccupations [9, 18]. Chez l'adulte, la main dorsale est le plus souvent touchée (protection spontanée du visage au cours de l'accident). L'enfant est victime de sa curiosité et de ses maladresses, et la main palmaire est souvent exposée (exploration de l'environnement). La destruction de l'organe cutané cache fréquemment des atteintes plus profondes. Les déficits, multiples, se potentialisent alors pour engendrer des incapacités majeures qui caractérisent certaines mains brûlées séquellaires. En cours d'évolution, la main brûlée a ses complications propres : syndromes de loges avec ses séquelles invalidantes (déformation fixée par rétraction fibreuse des interosseux, neuropathie ischémique, amputation digitale), ostéo-arthrite des articulations des doigts et du pouce avec ankylose secondaire en mauvaise position, ruptures tendineuses, amputations de nécessité ou de sauvetage donnant des moignons de mauvaise qualité. Certaines séquelles sont fréquentes, et assez typiques (doigts en boutonnière, en col-de-cygne, en maillet, en griffe ; 5e doigt en crochet, abduction et rotation ; pouce en adduction, anté ou rétropulsion, en Z ; rétraction de la face dorsale de la phalange distale fixée en extension, souvent accompagnée d'une dysplasie unguéale invalidante ; rétractions commissurales...). Une est dramatique (main "présente" mais sans vie, déformée, totalement enraidie, et insensible).

Certains contextes étiologiques entraînent des séquelles spécifiques [1, 2, 5].

L'évaluation de la main brûlée séquellaire est donc d'une grande complexité. Elle doit être approchée à l'aide d'arguments objectivement mesurables, tant analytiques (déficits cutanés, orthopédiques, neurologiques, vasculaires) que fonctionnels (exploration des préhensions). Elle reste toutefois très subjective et indécise face à la vulnérabilité individuelle (handicap esthétique et psychosocial).

La main brûlée de l'enfant pose des problèmes particuliers, notamment dans l'évaluation des séquelles orthopédiques potentielles et prévisibles liées à la croissance (destruction initiale des formations ostéoarticulaires et tendinomusculaires ; contraintes mécaniques imposées par la peau cicatricielle) ;

- *Au poignet,* les brides rétractiles ou les placards hypertrophiques peuvent être associés à des syndromes canalaires.

- *Au coude,* les limitations articulaires induites par les brides rétractiles peuvent être aggravées par une ossification ectopique péri-articulaire avec compression du nerf ulnaire.

- *A l'épaule,* les brides des piliers axillaires antérieur et postérieur, plus ou moins irradiées au thorax, limitent les libertés articulaires, pouvant être aggravées par la présence d'une ossification ectopique péri-articulaire et d'une capsulopathie rétractile.

- *Au membre inférieur,* les lésions sont en grande partie superposables à celles du membre supérieur, avec les mêmes conséquences fonctionnelles en fonction de leur topographie (pli de flexion, bride rétractile, raideur articulaire).

- *Le tronc* : la carapace cutanée pariétale peut engendrer un syndrome restrictif. Chez la femme, la région mammaire peut être le siège d'une rétraction-attraction responsable de déformations invalidantes (conséquences esthétiques, sexuelles, fonctionnelles ; possibilité d'agénésie mammaire si la brûlure est survenue pendant l'enfance). Les grandes brides sus-pubiennes et inguino-périnéales peuvent engendrer un préjudice sexuel au même titre que l'atteinte directe des organes génitaux externes. Les rétractions pariétales abdominales peuvent contrarier le déroulement d'une grossesse.

BRÛLURES ET AUTRES SÉQUELLES ORGANIQUES

Tout est possible en fonction du contexte étiopathogénique, de la gravité du tableau initial (la brûlure elle-même, la "maladie générale du brûlé", les lésions associées), des complications évolutives potentielles. On retiendra :

— *les possibles dysfonctionnements séquellaires des grands appareils* (cardiovasculaire, respiratoire, hépatique, rénal, métabolique et endocrinien...) ;

— *les séquelles sensorielles* : brûlure oculaire [16], atteinte de l'oreille interne (contexte de "blast", ototoxicité iatrogène...) ;

— *les séquelles spécifiques du contexte étiopathogénique :*

- *les brûlures électriques* [1] : l'électrisation doit être considérée comme une atteinte potentielle et insidieuse de tous les tissus et organes. Les électrisés par haut voltage, exposés aux brûlures cutanées et musculaires, encourent un risque important de séquelles fonctionnelles majeures. Parmi les plus fréquentes, on peut citer les amputations, les atteintes neurologiques d'origine centrale ou périphérique, les cataractes, l'atteinte de l'oreille interne.

- *Les brûlures chimiques* [2] : elles doivent être considérées sous leur aspect local, mais plus encore comme une porte d'entrée potentielle d'un toxique à manifestations générales. En dehors des lésions cutanées, on peut évoquer les atteintes digestives et respiratoires, de même que l'atteinte oculaire. Les tableaux cliniques varient en fonction des agents chimiques en cause.

- *Les brûlures par radiation* [5] : la nature de l'agent causal confère sa spécificité à ce type de lésion. Le milieu industriel est le plus souvent à l'origine des accidents d'exposition aux rayonnements ionisants. La date de consolidation est extrêmement difficile à prononcer, les réactions cutanées tardives pouvant se manifester des années après une irradiation aiguë, au terme d'une évolution alternant poussées et phases de rémission. Les cancers cutanés sont admis comme une conséquence tardive possible de la radiodermite, avec une incidence difficile à chiffrer. Les séquelles physiques peuvent présenter un aspect très polymorphe en fonction de l'intensité de l'irradiation causale, mais aussi des localisations. Les douleurs séquellaires itératives sont fréquentes avec hyperesthésie cutanée incoercible. Les séquelles psychologiques s'inscrivent dans un contexte environnemental souvent délétère (accident du travail).

BRÛLURES ET SÉQUELLES PSYCHOLOGIQUES [21]

La phase de deuil de sa propre image, surtout pour les patients brûlés au visage et aux mains, est un processus sans limite authentique, même si la phase d'acceptation et de reconstruction semble plausible.

Les troubles psychologiques peuvent passer inaperçus, pour peu que la victime ne soit pas de nature expansive ou revendicatrice, et que le médecin expert soit inexpérimenté. Les troubles psychologiques ou psychiatriques sont en réalité très fréquents avec leurs conséquences familio-socio-professionnelles. L'antériorité psychosociale, les circonstances du traumatisme, la cohésion familiale sont des facteurs déterminants au même titre que la qualité de la prise en charge spécifique. Angoisse, dépression, troubles du comportement dont la grande régression psychomotrice et intellectuelle avec isolement affectif et social, syndrome de stress post-traumatique résiduel, sont à rechercher.

Par ailleurs, les situations de catastrophe collective ont permis d'identifier un préjudice par syndrome post-traumatique spécifique, en particulier pour les victimes d'attentat. De même, un préjudice spécifique d'angoisse peut être reconnu dans certaines circonstances.

SÉQUELLES DE BRÛLURES ET SOUFFRANCES ENDURÉES [8,20]

L'expérience de la douleur accompagne inéluctablement le long cheminement du grand brûlé.

De l'algie suraiguë contemporaine de l'accident initial à la souffrance statutaire de la réhabilitation, elle est toujours présente, prête à rebondir. Beaucoup d'incertitudes persistent dans la compréhension intime des douleurs des brûlés. Tous les types de mécanismes physiopathologiques sont rencontrés, plus ou moins intriqués au même moment, avec des rapports de force variables en fonction du stade évolutif, rendant difficile l'évaluation clinique et la stratégie thérapeutique. Plus complexe encore est le démembrement psychopathologique de l'expérience douloureuse du brûlé, où se côtoient angoisse, dépression, et le très fréquent syndrome de stress post-traumatique.

Au stade séquellaire, la plainte douloureuse peut se confondre avec la souffrance globale d'un corps à la recherche d'une nouvelle identité dans sa relation avec lui-même et avec les autres. Il faut savoir dépister une douleur de stress post-traumatique résiduel, parfois une conversion, ou plus simplement un malêtre où le corps convoque la douleur dès qu'il rencontre obstacles et ruptures.

Ainsi, le brûlé a le triste privilège de la confrontation incontournable avec la douleur.

Le médecin expert ne peut, quant à lui, contourner l'évaluation des souffrances endurées, souvent positionnées à leur niveau maximal.

SÉQUELLES DE BRÛLURES ET PRÉJUDICES SEXUELS [4]

L'évaluation expertale du dommage génito-sexuel chez le patient porteur de séquelles de brûlures est complexe et duale. Il faut impérativement distinguer : - d'une part, les séquelles anatomiques et physiologiques susceptibles de provoquer un dysfonctionnement dans la réalisation de l'acte sexuel et dans les possibilités de procréation. Cette évaluation détermine l'IPP, validée par des arguments cliniques relevant de la technique médicale habituelle ; - d'autre part, les séquelles psychopathologiques qui peuvent altérer la libido, rendant impossible ou difficile l'accomplissement de l'acte sexuel, tant sur le plan affectif que sur le plan du plaisir physique. On entre alors dans le cadre d'un dysfonctionnement de la sexualité, préjudice autonome, non chiffré, distinct de l'IPP, mais aussi du préjudice esthétique, du préjudice d'agrément, du préjudice de perte de chance...

On parle de préjudice sexuel direct pour ce qui concerne l'IPP, de préjudice sexuel indirect pour ce qui concerne la sexualité.

Chez le brûlé, si l'évaluation du dommage sexuel direct est assez facile du fait des lésions anatomiques objectives, le préjudice sexuel indirect, éminemment subjectif mais incontestablement très présent, est plus difficile à valider, et il faudra dans bien des cas solliciter l'avis d'un sapiteur spécialisé.

SÉQUELLES DE BRÛLURES ET AUTRES SUJETS D'ÉVALUATION EXPERTALE

Dans le contexte très particulier des séquelles de brûlures, le propos pourrait être développé sur l'importance et la singularité de certains préjudices, comme le préjudice esthétique, le préjudice d'agrément, le préjudice de perte de chance (chez l'adulte et chez l'enfant)... Il en est de même pour l'estimation des frais futurs (vêtements compressifs, cures thermales, produits de dermato-cosmétologie, tierce personne aidante...) [22].

*

* *

On retiendra en conclusion que les grands brûlés séquellaires constituent une population très hétérogène. Leur réparation médico-légale impose une dimension expertale extrêmement affinée, les postes de préjudice étant extrêmement variés et très intriqués. L'évaluation exige des intervenants experts à la culture médicale affirmée dans ce domaine, pour éviter à la victime de devoir affronter des expertises contradictoires et l'absence de "reconnaissance".

BIBLIOGRAPHIE

[1] AINAUD P., STEPHANAZZI J., LE BEVER H. et al. - *Brûlures électriques, électrisation, Médecine et armées*. 2000 ; 28 : 343-354. — [2] AINAUD P., STEPHANAZZI J., LE BEVER H. et al. — *Brûlures chimiques, électrisation, Médecine et armées*. 2000 ; 28 : 355-363. — [3] CARSIN H., LE BEVER H., STEPHANAZZI J. et al. - *Problèmes de réanimation rencontrés après le deuxième jour d'évolution des brûlures*. Médecine et armées 2000 ; 28 : 311-320. — [4] COSTAGLIOLA R., TELMON N., BROUCHET A., ROUGE D., COSTAGLIOLA M. - *Préjudices sexuels et brûlures*. Brûlures 2000 ; 1 : 26-29. — [5] CURET P.M., CROQ M., STEPHANAZZI J., TRILLAUD F., PARIS A., CARSIN H. - *Brûlures radiologiques, Médecine et armées*. 2000 ; 28 : 365-372. — [6] GRASER M., MANAOUIL C., MONTPELLIER D., LORIAU J., JARDE O. - *La normalisation des indemnisations en réparation du dommage corporel : barème, forfait ou indemnité en rapport avec le préjudice*. Journal de médecine légale droit médical 2004 ; 47 : 64-68. — [7] HUGEUX P. - *Place de la rééducation et réadaptation fonctionnelle chez les brûlés*. Médecine et armées 2000 ; 28 : 395-398. — [8] HUGEUX P., AINAUD P., LAFAYE DE MICHEAUX R., LAGAUCHE D., TARDY D. - *Les douleurs des brûlés. In : Douleurs et Médecine Physique et de Réadaptation*. Masson, Paris, 2000 : 329-341. — [9] HUGEUX P., LE GUILLOUX J., DELATE J.F. - *La main du brûlé*. In : Entretiens de la fondation Garches, Arnette, Paris, 1994 : 117-126. — [10] HUGEUX P., LE GUILLOUX J., DELATE J.F., GOLDET R., LAGAUCHE D. - *Les ossifications ectopiques péri-articulaires du brûlé*. In : les paraostéo-arthropathies neurogènes, Masson, Paris, 1995 : 179-185.

[11] LAFAYE DE MICHEAUX R., HUGEUX P., GOLDET R., LAPEYRE E. - *Evaluation médico-légale des séquelles de brûlures graves*. Rev Fr Dommage Corp 2002 : 5-15. — [12] LAKHEL-LE COADOU A., DELAPORTE T., PARIS A., LAMBERT F., PAYEMENT G., CANTALOUBE D. - *Recouvrement cutané du brûlé grave au stade aigu*. Médecine et armées 2000 ; 28 : 321-324. — [13] LE BEVER H., AINAUD P., STEPHANAZZI J. et al. - *Brûlures de guerre : aspects particuliers*. Médecine et armées 2000 ; 28 : 335-342. — [14] LE BEVER H., CARSIN H., AINAUD P. et al. - *Conduite à tenir à la phase préhospitalière et à la phase hospitalière dans les premières heures d'une brûlure*. Médecine et armées 2000 ; 28 : 289-297. — [15] MACCARI F., LE GUYADEC T., LANTERNIER G. - *Rôle du dermatologue dans la prise en charge des séquelles de brûlures*. Médecine et armées 2000 ; 28 : 391-394. — [16] MAURIN J.F., RENARD J.P., RIGAL-SASTOURNE J.C. et al. - *Brûlures oculaires*. Médecine et armées 2000 ; 28 : 373-378. — [17] PARIS A., GOULENOK C., CADI P. et al. - *Examen d'un brûlé, estimation de sa gravité, scores pronostiques*. Médecine et armées 2000 ; 28 : 279-287. — [18] PAYEMENT G., LAMBERT F., LAKHEL-LE COADOU A., CANTALOUBE D. - *Chirurgie des séquelles de brûlures*. Médecine et armées 2000 ; 28 : 383-390. — [19] SALINIER L., CANTAIS E., GOUTORBE P., PALMIER B. - *Lésions respiratoires primaires du brûlé*. Médecine et armées 2000 ; 28 : 325-333. — [20] STEPHANAZZI J., DEBIEN B., LE BEVER H. et al. - *Anesthésie et analgésie du brûlé*. Médecine et armées 2000 ; 28 : 299-310.

[21] STEPHANT M., CARSIN H. - *Parcours psychologique des brûlés*. Médecine et armées 2000 ; 28 : 379-381. — [22] WASSERMAN D. - *Epidémiologie et organisation de la prise en charge des brûlés en France*. Médecine et armées 2000 ; 28 : 273-278. — [23] LE CONCOURS MEDICAL - *Barème indicatif d'évaluation des taux d'incapacité en droit commun*. Edition 2001, 96 p.

LOMBALGIES CHRONIQUES : EVALUATION, RÉPARATION DU DOMMAGE CORPOREL

PAR

B. FOUQUET*, M.-J. BORIE

La lombalgie est très fréquente : c'est une banalité de la signaler, mais environ 80 % des individus font un épisode douloureux lombaire au cours de leur existence. Au titre d'un accident de travail, il est reconnu de longue date que 40 % des épisodes douloureux ne sont pas déclarés, considérés par les individus comme banals, faisant partie de la pratique professionnelle.

Peu de patients lombalgiques passent à un tableau douloureux chronique et invalidant : entre et 5 et 10 % en fonction des séries. Les coûts indirects (indemnités et indemnisation) représenteraient environ 65 % des coûts totaux, cependant que les coûts directs de santé ne représenteraient que 35 % des coûts totaux consacrés aux phénomènes douloureux lombaires. Bien évidemment, ces chiffres ne tiennent pas compte de la perte de productivité et les coûts indirects supportés par l'économie. Ceux-ci seraient 10 fois supérieurs, pouvant représenter jusqu'à 10 milliards de Livres Sterling.

Pour l'individu, la perte d'incapacité physique, l'éloignement du monde socioprofessionnel et de ses conditions environnementales conduisent l'individu à une perte progressive des chances de réinsertion. Certains considèrent que la possibilité de retour au travail après 2 ans d'arrêt est nul, voire négligeable après 6 mois.

Les problèmes posés par le patient lombalgique chronique en terme de réparation des dommages corporels, sont multiples : Qu'est-ce qu'un lombalgique chronique ? Qu'est-ce qui peut être évalué ? Quelles sont les conséquences de la réparation dans la dimension cognitivo-comportementale ? Quand peut-on indemniser ?

Pour les acteurs de santé, la réparation du préjudice est intuitivement associée à une incapacité prolongée et à une faible chance de retour au travail. Malheureusement pour le patient, les acteurs de santé ont une fâcheuse tendance à considérer la chronicité douloureuse comme l'apanage de patients "simulateurs", "qui en rajoutent..." et qui ne doivent être indemnisés qu'au prorata de ce qu'ils ont objectivement. Il est évident que la réparation de l'accident de travail s'intègre dans le champ plus vaste de l'environnement de l'individu et de la qualité de vie y compris professionnelle de l'individu.

COMMENT DEVIENT-ON LOMBALGIQUE CHRONIQUE ?

La lombalgie, hors traumatisme vertébral, sans irradiation, a une évolution spontanément favorable, rapidement, conduisant à proposer une inaptitude à

* Service de Médecine Physique et de Réadaptation - Fédération de Médecine Physique et de Réadaptation - C.H.U. Trousseau - 37044 Tours Cedex

la pratique professionnelle, la plus courte possible. Les recommandations de la Paris Task Force dans ce domaine, sont très claires : il n'y a pas de contre-indications à la pratique physique à envisager à l'issue d'un accident douloureux lombaire, quelle que soit la cause supposée de la lombalgie. Il n'y a pas de corrélation entre l'incapacité ressentie et les anomalies radiographiques. Il n'y a pas lieu de juger d'une inaptitude et *a priori* d'une incapacité permanente partielle, du fait d'une imagerie médicale évoquant une discopathie voire une arthrose postérieure. De même, il ne devrait pas y avoir de restriction d'aptitude à cause d'images médicales banales. Ce qui est à prendre en compte, c'est l'évaluation complète de l'inaptitude mesurée.

Le problème de la chronicité, dans la lombalgie, n'est pas lié aux anomalies radiographiques ou d'imagerie médicale, mais aux phénomènes impliqués dans la chronicité douloureuse. Ce qui conduit un patient à devenir douloureux chronique n'est pas l'importance des anomalies radiographiques, mais la dimension de la gestion cognitive et comportementale de la douleur.

Les travaux les plus récents dans ce domaine, par notre équipe ou d'autres, montrent que la survenue de la chronicité douloureuse du lombalgique est liée à la mise en place d'une option négative cognitive de la douleur conduisant à un état d'inhibition et à un comportement d'évitement. Cet état d'évitement anxieux conduit à une majoration en boucle du processus d'évitement passant par une hypervigilance et des phénomènes de distorsion cognitive (fig. 1).

Les conséquences de ce désordre dans la sphère cognitivo-comportementale sont un tableau douloureux complexe, de *déconditionnement physique*, du fait de l'inactivité et de la peur de faire ; à la fois psychologique, du fait des éléments anxieux et "dépressifs" associés, à la fois social, du fait de la perte des repères sociaux, de la perte du tissu social que peut procurer le travail et du fait de la désorganisation de l'espace familial et sa réorganisation autour du processus douloureux.

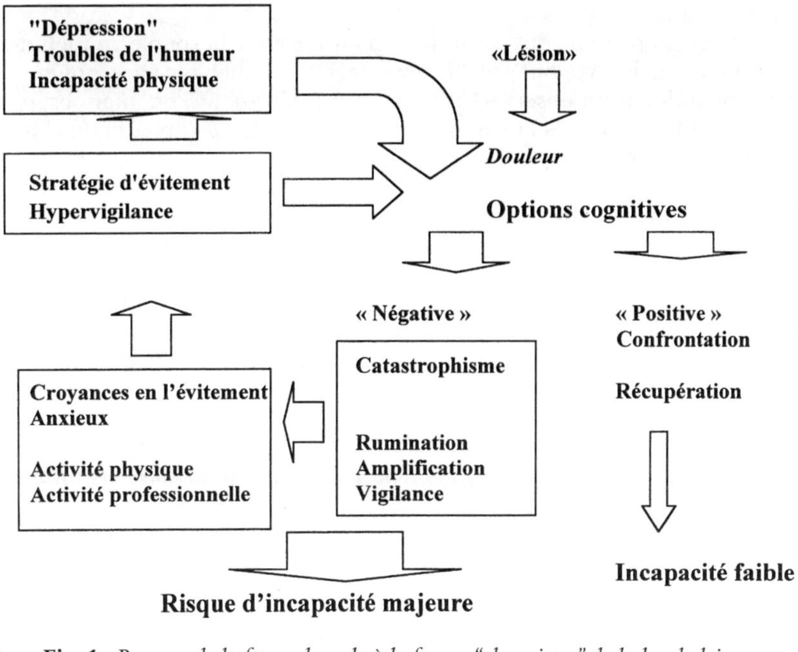

***Fig. 1 :** Passage de la forme banale à la forme "chronique" de la lombalgie*

La difficulté de l'approche du lombalgique chronique est liée à plusieurs faits : une origine multifactorielle où s'intriquent des phénomènes environnementaux, affectifs, financiers parfois, une vision négative du monde de la santé vis-à-vis des douloureux chroniques dont l'incapacité n'est pas mesurable par les déficiences ou des lésions, un langage différent d'un praticien à l'autre en fonction de l'approche purement biomédicale ou bio-psycho-sociologique de la lombalgie.

EVALUATION DE L'INCAPACITÉ CHEZ LE LOMBALGIQUE CHRONIQUE

Deux dimensions prédominent chez le lombalgique chronique : les perturbations physiques, les modifications psychologiques. Parmi les modifications physiques, peuvent être évaluées la perte de souplesse rachidienne et la perte de force. Si les tests cliniques, le plus souvent très simples, permettent de préciser les liens entre la déficience physique et l'état d'incapacité, ceux-ci en aucun cas ne sont prédictifs d'une atteinte définitive anatomique ou structurelle. De plus ils ne sont nullement prédictifs de la durée d'incapacité.

Dans une situation d'évaluation médico-légale, la répétition de l'examen clinique, à un intervalle court, de quelques heures pourrait être de grande valeur : la non-concordance serait le fait de patients plutôt en situation de compensation financière. La mesure des paramètres physiques de la lombalgie, comme outil d'appréciation de l'incapacité, implique d'abord de préciser la fiabilité des tests utilisés.

Test de mobilité rachidienne — L'indice de Schöber est corrélé à la mobilité du rachis lombaire et la concordance inter-examinateurs est de 80-90 %. Il s'agirait de la méthode la plus reproductible.

La distance doigts-sol, seule, donnerait une bonne corrélation avec la flexion du rachis mesurée par la radiographie, une forte reproductibilité, une bonne sensibilité aux changements.

Différents appareils ont été utilisés pour mesurer la souplesse rachidienne, l'inclinomètre, le cyphomètre, le goniomètre manuel ou électronique. Leur reproductibilité intra-observateur est bonne, moins bonne en inter-observateur. Ils seraient bien corrélés aux autres mesures pour la flexion et moins bien corrélés pour l'extension.

Evaluation palpatoire du rachis — La recherche des niveaux segmentaires est faiblement reproductible et fonction de l'apprentissage par les praticiens.

Tests d'endurance clinique — L'évaluation des patients lombalgiques chroniques doit comprendre l'évaluation de la force, des extenseurs spinaux et des abdominaux. Des tests simples peuvent être effectués, le recours à une évaluation en isocinétisme n'étant pas de pratique simple, cette technique ne sera pas abordée ici.

Pour l'endurance des abdominaux (test d'Ito et Shirado ou test de Krause-Sorensen), il a été montré un coefficient de corrélation de 0,93 en intra-observateur et de 0,90 en inter-observateur. Dans le test d'Ito Shirado, les membres inférieurs sont en flexion de genoux et de hanches et reposent sur le plan de la table ; dans le test de Kraus Sorensen, les membres inférieurs sont décollés et recrutent l'ensemble des abdominaux.

Pour les extenseurs spinaux, un coefficient de 0,74 en intra-observateur et 0,80 en inter-observateur a été observé pour le test de Sorensen. Toutefois, les tests d'endurance posent le problème de leur réalisation pratique . en effet, le sanglage des membres inférieurs avec 1 ou 2 sangles peut conduire à des variations significatives des résultats. Ceci impose donc que dans la pratique quotidienne les tests soient effectués avec la même technique.

L'analyse musculaire des extenseurs et des abdominaux, fait appel comme tout test musculaire à la motivation des patients.

Les signes dits "d'inorganicité" de Waddell — Décrits par Waddell en 1980, 8 signes principaux d'inorganicité ont été décrits pouvant être regroupés en 5 catégories. Toute l'ambiguïté de ces signes est venue d'emblée du terme "inorganique", ce qui immanquablement conduisit le monde médical à une interprétation de simulation. Initialement décrits comme des signes d'inorganicité, ils ont été trouvés corrélés à la présence d'une dépression, d'une anxiété, à une perception négative de l'état de santé, des projets thérapeutiques, à une incapacité plus grande et un seuil de la douleur plus élevé. D'autres travaux ont montré qu'ils étaient prédictifs d'une mauvaise participation à une prise en charge thérapeutique et à une plus faible probabilité de retour au travail ou dans des délais plus longs. Les résultats dans les programmes de restauration fonctionnelle du rachis sont contradictoires.

La plus grande prudence s'impose dans l'interprétation de ces signes : de l'avis du concepteur lui-même, ces signes ne signifient pas une attitude délibérée du patient pour faire surestimer ses troubles et en "tirer" un bénéfice primaire. L'interprétation qui serait à faire est que le patient aurait une souffrance psycho-affective, les signes physiques étant des éléments comportementaux et de santé mentale dans l'évaluation des troubles psycho-comportementaux du lombalgique ces tests sont intéressants, en revanche, pour l'appréciation de l'incapacité, ceux-ci ne sont de faible utilité.

Evaluation de l'incapacité — Les tests vus précédemment, permettent essentiellement d'évaluer les déficiences rachidiennes mais en aucun cas d'apprécier l'incapacité fonctionnelle. L'appréciation de la capacité fonctionnelle ne peut se mesurer que sur des indicateurs explorant spécifiquement l'emploi du tronc dans un certain nombre d'activités élémentaires.

Trois échelles permettent d'apprécier l'incapacité lombaire : l'EIFEL (échelle d'incapacité fonctionnelle pour l'évaluation de la lombalgie) qui correspond spécifiquement à l'incapacité fonctionnelle du patient lombalgique, traduction française validée de l'échelle de Rolland et Morris. L'échelle de Dallas ou Drad dans sa version française, est essentiellement une échelle de qualité de vie, dans la lombalgie et mesure moins bien la capacité fonctionnelle issue de la lombalgie. Enfin, plus récemment, l'échelle de Quebec a été validée dans la lombalgie chronique et peut être pratiquée pour l'évaluation d'incapacité.

Ces scores, mesurant l'incapacité, sont étroitement corrélés aux scores de catastrophisme et de croyances en l'évitement anxieux.

LES PROBLÈMES DE RÉPARATION

La lombalgie est un phénomène douloureux non corrélé à l'importance des anomalies radiographiques, dont les approches diagnostiques sont multiples. La réparation devant se faire sur le niveau d'incapacité issu du processus douloureux, il est tentant, médicalement, de se "laisser-aller" à 2 comportements qui sont source de situations conflictuelles dans le processus de réparation médico-légal. D'une part, valoriser les images au détriment des données issues de l'analyse clinique et des indicateurs d'incapacité ; d'autre part, sous-estimer le niveau d'incapacité, dès lors que cette incapacité n'est pas associée à une pathologie suspectée par l'imagerie médicale, considérant que le patient ne pouvant faire la preuve d'une pathologie sous-jacente, est en situation de simulation.

Tout le problème posé par l'évaluation médico-légale des lombalgiques chroniques est le fait que l'évaluation n'est pas une évaluation anatomique, mais une évaluation d'un processus douloureux avec toutes ses composantes et dont on sait qu'une partie est liée aux conditions environnementales faites à l'individu qui se perçoit comme victime tout particulièrement dans son milieu professionnel. Puisqu'il n'y a pas de lien entre les images et la plainte, il apparaît judicieux d'utiliser une classification reposant sur la topographie de la douleur (classification de la Paris Task Force) couplée à une échelle d'évaluation de l'incapacité auto-administrée, par exemple l'EIFEL.

Le problème soulevé de manière récurrente est celui des lombalgiques "dits simulateurs". Aucun test ne permet de séparer ceux-ci des autres patients. Dans notre expérience, les tests physiques font tous appel à la motivation du patient et à l'importance ou non de l'état d'anxiété et d'inhibition physique et sociale.

DIMENSION COGNITIVE DE LA RÉPARATION

Comme dans tout processus douloureux, le lombalgique en situation de chronicité peut l'être du fait d'une circonstance accidentelle qui a pu induire un *syndrome de stress post-traumatique* (rumination, cauchemars, inhibition, vision récurrente de l'accident) à l'origine d'un traumatisme psychologique. Bien qu'exceptionnel, un tel syndrome doit être recherché car, indépendant de la dimension physique, il vient parasiter les capacités de gestion des phénomènes nociceptifs et vient majorer la perception d'incapacité du patient.

Alors qu'en droit commun l'appréciation des différents postes (douleur, fonction, esthétique) est pratiquée, en droit de la sécurité sociale il n'existe pas d'appréciation séparée du préjudice lié à la douleur *(pretium doloris)* et à la perte fonctionnelle.

Les conséquences potentielles sont la perception, par le patient, d'une réparation incomplète, source d'incompréhension. L'incapacité et l'inaptitude prolongées chez le lombalgique chronique, la perception négative de son état, comportent en soi la perception d'une réparation qui n'est pas à la hauteur de la perte physique, psychologique et sociale.

L'état fonctionnel du lombalgique chronique est un état parfaitement réversible. Ce n'est pas le moindre des paradoxes des lombalgiques chroniques en arrêt de travail prolongé.

L'évaluation qui vient signifier la stabilité d'un état pose deux problèmes : "celui qui a à démontrer qu'il ne va pas bien ne peut pas aller bien" et attendre dans une lombalgie chronique une évolution spontanément favorable, n'a pas de sens car l'inactivité induit un tableau de déconditionnement physique, psychologique et social, qui majore les pertes de capacité et induit à une perte de confiance.

Le problème clé est donc de savoir à partir de quand peut-on "réparer" ? La chronicité douloureuse étant fixée entre 7 semaines et 3 mois d'évolution, il ne semble pas souhaitable, dans une lombalgie chronique, d'attendre plus pour se poser la question de la réparation du préjudice ressenti. Dans notre expérience, l'arrêt de travail chez un lombalgique est associé à deux facteurs : la gestion de la douleur, les conditions environnementales de travail, en particulier. Quelle que soit la durée, ces deux facteurs n'ont aucune chance de s'améliorer spontanément.

Tout le problème est alors de savoir s'il faut évaluer et réparer avant une prise en charge multidisciplinaire qui va permettre une évolution favorable dans 60 % des cas ou faut-il attendre qu'un tel programme ait été effectué pour réparer.

Dans notre expérience, nous avons pris l'habitude de discuter au cas par cas, avec les médecins de la sécurité sociale, l'opportunité de consolider au titre de l'accident de travail, quitte à prendre ultérieurement les patients dans un protocole après réouverture des droits au titre de l'accident de travail, en rechute. Cette stratégie a l'avantage de positionner d'emblée la dimension de réinsertion et donc du retour au travail.

*

* *

La lombalgie chronique est un état douloureux et d'incapacité non corrélée à l'importance des lésions anatomiques. La réparation du préjudice ressenti par l'individu, doit s'attacher à évaluer les incapacités plus que les déficiences. L'incapacité "objective" du lombalgique chronique ne correspond pas à un état parfaitement réversible et instable. La réparation du dommage corporel ne doit pas être inductrice d'une détérioration fonctionnelle par des délais trop longs. L'expertise du lombalgique chronique doit conduire à une approche pluridisciplinaire des séquelles à un stade précoce. La vision "négative" du lombalgique chronique "simulateur" doit être tempérée par une vision globale de la douleur chronique et de ses mécanismes.

LE COUP DE FOUET CERVICAL "WHIPLASH SYNDROM" : Aspects médico-légaux et réparation du dommage corporel

PAR

E. COUDEYRE*, P. GIVRON*, J. PELISSIER**

Différents vocables ont été utilisés pour définir le coup de fouet cervical. Le terme le plus ancien de "coup du lapin" est progressivement abandonné en raison de son caractère potentiellement anxiogène pour les patients. Le terme de "coup de fouet cervical" issu de la dénomination anglaise de "whiplash" ou de "fléau" proposé par l'ANAES [1] s'impose actuellement dans la littérature médicale et scientifique. Le coup de fouet cervical est défini comme un traumatisme indirect mineur du rachis cervical, secondaire à un choc arrière survenu à l'arrêt ou à petite vitesse au cours d'un trajet automobile [2]. Tout accident ne correspondant pas à ces conditions ne peut être considéré comme un coup de fouet cervical.

PHYSIOPATHOLOGIE

Le déplacement cervico-céphalique lors du coup de fouet cervical comporte deux phases. La première, à l'impact, comporte une flexion relative du cou immédiatement suivie d'une translation arrière de la tête entraînant une déformation en S du cou avec flexion du rachis cervical supérieur et brutale extension du rachis cervical inférieur [2]. La seconde correspond à une flexion cervicale globale, le thorax étant maintenu par la ceinture de sécurité [2].

Différentes structures du rachis cervical peuvent être impliquées : le disque intervertébral, les articulaires postérieures, les muscles et ligaments. Les muscles et les structures ligamentaires sont le plus souvent concernés, soit par étirement direct, soit par contraction musculaire réflexe. ***La richesse des symptômes post-traumatiques du coup de fouet cervical ne semble pas pouvoir être rapporté à la violence du choc.*** En effet, les contraintes appliquées au rachis cervical lors du coup de fouet cervical sont proches de celles induites par d'autres activités de la vie quotidienne ou activités sportives habituellement non génératrices de douleurs.

* Centre de Médecine Physique et Réadaptation Notre-Dame, av. J. Claussat - B.P. 86 - 63404 Chamalières - France.

** Département de Médecine Physique et Réadaptation - Hôpital Caremeau - Avenue du Professeur Debré - 30000 Nîmes - France

ÉPIDÉMIOLOGIE

Différentes études ont montré une différence de récupération en fonction du pays de survenue du coup de fouet cervical, probablement lié au système social ainsi qu'aux différences culturelles [3]. La prévalence de cervicalgies chroniques dans les suites d'un coup de fouet cervical est très proche de la prévalence de cervicalgies chroniques dans la population générale. Ainsi, il est difficile de rapporter des douleurs persistantes au coup de fouet cervical, elles peuvent être simplement le reflet de la prévalence des cervicalgies communes dans la population générale.

Du point de vue épidémiologique, on peut considérer que les patients symptomatiques trois mois après le traumatisme causal ont un risque élevé de rester symptomatique à long terme. Des facteurs de risque de chronicité ont pu être mis en évidence comme le sexe féminin, un âge plus avancé, l'intensité et la diversité de la symptomatologie initiale, l'existence de céphalées pré-traumatiques, et la présence de lésions radiographiques dégénératives préexistantes [4].

INFLUENCE DU MODÈLE BIO-PSYCHO-SOCIAL

Si différents modèles ont été proposés pour expliquer le coup de fouet cervical, le modèle bio-psycho-social est le plus satisfaisant pour expliquer les données cliniques et épidémiologiques liées au traumatisme. Même si l'incidence de l'épisode initial ne doit pas être négligée, un certain nombre de données suggèrent que le passage à la chronicité est en grande partie lié à des facteurs psychologiques, socioculturels ou environnementaux [5].

DIAGNOSTIC

Clinique

Si l'anamnèse et l'examen clinique sont indispensables pour établir le diagnostic de coup de fouet cervical et éliminer une lésion sévère du rachis cervical, ils ne permettent pas de définir précisément l'origine des douleurs, et sont mal corrélés au pronostic.

Les symptômes les plus fréquents sont par fréquence décroissante : les cervicalgies, la raideur cervicale, les céphalées, les lombalgies, les douleurs d'épaules et les troubles visuels.

L'évolution des symptômes à deux ans peut être évaluée trois mois après l'accident initial en utilisant une combinaison de facteurs qui associe la raideur rachidienne et des données psychologiques [6]. Les facteurs psychologiques et culturels, indépendants de la collision initiale ont une importance majeure dans la genèse de douleurs chroniques liées au coup de fouet cervical. Il existe également une grande variabilité individuelle en terme de réaction à l'accident luimême et aux symptômes associés.

Examens complémentaires

Conformément à la classification et aux recommandations de la Québec task Force [7] (tableau 1), il n'y a pas d'indication à réaliser des radiographies systématiques pour les stades 0 ou 1. Pour les stades 2 et 3, les radiographies peuvent être pratiquées pour éliminer une fracture ou une luxation. La découverte de lésions dégénératives antérieures non liées au traumatisme peut toutefois avoir un effet anxiogène.

La pratique d'une IRM n'a pas d'intérêt pour les stades 0 à 2. Elle n'est indiquée qu'à partir du stade 3 dans le cadre d'une discussion chirurgicale.

Tableau 1 :
Classification des stades de gravité du "whiplash" selon la Québec Task Force [6]

Stade 0 :	Absence de symptôme et examen physique normal
Stade 1 :	Plainte à type de douleur, raideur ou simple sensibilité du cou sans signe clinique
Stade 2 :	Cervicalgie accompagnée d'une limitation objective des amplitudes cervicales associée à des points douloureux à la palpation
Stade 3 :	Cervicalgies associées à une anomalie neurologique : abolition d'un réflexe, déficit sensitif, déficit moteur
Stade 4 :	Signes cliniques importants associés à des lésions graves ostéoarticulaires (fracture ou luxation)

TRAITEMENT

De nombreux travaux ont montré l'intérêt d'une prise en charge précoce et dynamique du coup de fouet cervical. Cela implique un retour précoce à des activités normales sous couvert d'un traitement antalgique efficace ainsi que la réalisation d'exercices de mobilisation spécifiques. Ces données figurent dans les recommandations de l'ANAES [1] qui stipulent "qu'il existe un effet bénéfique à court terme des techniques de mobilisation active à condition d'être appliquées précocement (grade B)". Concernant le recours à un collier cervical, il n'y a pas d'effet bénéfique démontré dans la littérature pour les stades 0 à 2, et le port d'une contention au-delà de 72 heures favoriserait le passage à la chronicité.

Il existe un consensus professionnel sur l'intérêt d'une information ciblée précoce dans le cadre du coup de fouet cervical, visant à réduire les peurs et croyances erronées comme cela est largement démontré pour la lombalgie commune. Dans cet objectif, un certain nombre d'équipes de recherche ont développé des documents d'information spécifique, s'appuyant sur des données validées issues de la médecine fondée sur les preuves [8]. Une traduction en français de l'un de ces documents, le "Whiplash book" est actuellement en cours.

RÉPARATION DU DOMMAGE CORPOREL

L'imputabilité n'est guère discutée lorsque les circonstances sont clairement connues et identifiées (choc par l'arrière, petite vitesse) et que le certificat médical initial précise l'existence du traumatisme cervical. L'imputabilité est plus difficile à établir lorsque la constatation des lésions est faite à distance de l'accident, lorsque la victime a regagné son domicile et ne s'est présenté au médecin que le lendemain.

L'ITT initialement indiquée sur le certificat médical initial est en général de courte durée. Le port du collier et sa durée sont plus liés aux pratiques médicales comme aux peurs et croyances de la victime qu'à la gravité réelle initiale du traumatisme et de ses conséquences.

La consolidation correspond bien sûr à la date de stabilisation des lésions, et un délai d'au moins trois mois est souvent proposé.

L'examen clinique est aisé dans les stades 3 et 4 où existent des éléments organiques aisément identifiables.

Dans la mesure où il s'agit de coup de fouet cervical de type 1 à 2, il est bien difficile d'établir l'organicité de la séquelle ; l'examen clinique est en effet soit strictement normal (stade 1), soit ne montre que des noyaux de contractures cervicaux dont on connaît la fréquence lors d'une consultation de médecine orthopédique, et en dehors de tout traumatisme (stade 2). Sans entrer dans les données chiffrées des différents barèmes, le taux proposé va rester très modeste.

Surtout l'examen clinique devra veiller à rechercher les éléments d'un syndrome post-commotionnel (SPC) comme d'un état de stress post-traumatique (PTSD). Le SPC associe un ensemble de plaintes, relativement stéréotypées : céphalée, sensations de déséquilibre et des pseudo-vertiges, fatigabilité avec des troubles du sommeil, difficultés de concentration, troubles de la mémoire, irritabilité voire perte de l'élan vital, désintérêt pour l'environnement. L'état de stress post-traumatique se traduit par la reviviscence de l'événement traumatique, des troubles du sommeil, et des accès d'angoisse. L'article de P. Azouvi explique bien dans ce même ouvrage la symptomatologie propre à ces deux entités et qui ne doivent pas être confondues avec les plaintes fonctionnelles du coup de fouet cervical. Il est, par contre, difficile chez des personnalités antérieurement perturbées de faire la part de la séquelle propre du traumatisme et d'élément dépressifs voire hystériques associés.

Les souffrances endurées tiendront compte du traumatisme, des souffrances lors de la phase précoce post-traumatique et de la durée de la phase douloureuse ; évaluation essentiellement subjective, elle est difficile, mais la valeur est le plus souvent cotée à très modéré ou modéré sur l'échelle à sept niveaux du barème de droit commun.

Cette réparation des préjudices ne correspond pas à l'évidence à l'attente de nombreux patient et demeure source de rancœurs voire de recours auprès des tribunaux ; aussi il paraît essentiel d'expliquer le sens de la démarche de l'expert, ses critères de jugement pour éviter toute frustration lorsque la valeur de la réparation des préjudices est connue de la victime.

BIBLIOGRAPHIE

[1] ANAES/SERVICE DES RECOMMANDATIONS ET RÉFÉRENCES PROFESSIONNELLES. - *Masso-kinésithérapie dans les cervicalgies communes et dans le cadre du "coup du lapin" ou whiplash*. 2004 Paris, France. — [2] REVEL M. - *Traumatisme cervical en coup de fouet : des concepts aux réalités*. Ann Réadapt Med Phys 2003 ; 46 : 158-70. — [3] CASSIDY J.D., CAROLL L.J., COTE P., LEMSTRA M., BERGLUND A., NYGREN A. - *Effect of eliminating compensation for pain and suffering on the insurance claims for whiplash injury*. N Engl J Med 2000 ; 342 : 1179-86. — [4] SUISSA S., HARDER S., VEILLEUX M. - *The relation between initial symptoms and signs and the prognosis of whiplash*. Eur spine J 2001 ; 10 : 44-9. — [5] LINTON S.J. - *A review of psychological risks factors in back and neck pain*. Spine 2000 ; 25 : 1148-56. — [6] GARGAN M., BANNISTER G., MAIN C. - *The behavioural response to whiplash injury*. J Bone and Joint Surgery. 1997 ; 79-B : 523-6. — [7] SPITZER W.O., SKOVRON M.L., SALMI L.R. - *Scientific monograph of the Quebec Task Force on whiplash-associated disorders : redefining "whiplash" and its management*. Spine 1995 ; 20 : 8-73S. — [8] McCLUNE T., BURTON A.K. - *Waddell. Evaluation of an evidence based patient educational booklet for management of whiplash associated disorders*. Emerg Med J 2003 ; 20 : 1-4.

RÉPARATION MÉDICO-LÉGALE DE L'AMPUTATION

PAR

M. MAITRE*, J. MIMRAN**, P. CODINE***

La réparation du préjudice corporel des amputations des membres passe par une évaluation du sujet amputé sans et avec sa prothèse. L'étude des frais futurs devra être minutieuse car elle constitue un poste d'évaluation très important.

QUELQUES NOTIONS DE BASE

Amputés du membre supérieur

L'amputation du membre supérieur entraîne une perte fonctionnelle (*préhension, toucher)* et un préjudice esthétique très médiocrement compensés par une prothèse que l'amputé ne met que si elle lui plait et lui rend service. L'appareil pour être porté doit être utile, c'est-à-dire permettre une certaine préhension (rendement diminué : l'absence de retour sensitif oblige le contrôle par la vue des tâches effectuées) et être morphologiquement conforme à une esthétique minimum [15].

Du point de vue épidémiologique le nombre des amputés du membre supérieur est en légère baisse estimé entre 8 000 et 10 000 : il s'agit en majorité d'adultes jeunes du sexe masculin victimes d'un traumatisme. Le membre dominant est concerné dans 75 % des cas, la bilatéralité est rare (agriculteurs, explosifs), 60 % des amputations se situent au-dessous du coude [6].

Amputés du membre inférieur

L'amputation d'un membre inférieur constitue un handicap moteur (*station debout, marche)* bien compensé par l'appareillage puisque les prothèses actuellement sur le marché permettent non seulement de retrouver la marche mais aussi de courir et donc de pratiquer des activités sportives.

Il y a en France environ 8 000 amputations du membre inférieur pratiquées par an : les traumatismes sont en cause dans 20 % des cas, lors d'accidents de la route (moto en particulier), d'accidents du travail (emplacement de travail surélevé), de la vie domestique ou sportive (ski, chasse) soit encore par fait de guerre ou d'actes de terrorisme. Les 20-40 ans du sexe masculin sont davantage touchés. On tend à amputer à des niveaux de plus en plus distaux, les amputations fémorales et tibiales ont tendance à se répartir de façon égale [11].

Dans la réinsertion socioprofessionnelle des amputés intervient la qualité de la rééducation et de l'appareillage. Cependant des facteurs personnels occupent

* Centre Régional d'Appareillage - 2, place Paul Bec - BP 9572 - 34045 Montpellier Cedex 01
** Clinique Valdegour - 30900 Nîmes
*** CRF La Pinède - Rte de Peyrestores BP 12 - 66241 Saint-Estève Cedex

également une place prépondérante : le niveau intellectuel, la motivation au travail, l'expérience professionnelle antérieure, l'état psychique, l'environnement familial, les besoins financiers... [3].

EN PRATIQUE

- La réparation du dommage corporel des amputés doit prendre en compte :
  - la qualité du moignon,
  - la qualité et le port d'appareillage permettant de retrouver une vie socioprofessionnelle ; ceci étant lié à l'expression du choix du patient, à sa capacité de réinsertion dans un projet d'avenir et donc de reprise de l'initiative.
- L'évaluation des frais futurs est un poste.

EVALUATION DU SUJET AMPUTÉ

L'évaluation doit être faite avec un recul suffisant après l'attribution de la prothèse définitive qui sera prescrite le plus souvent à la sortie du Centre de rééducation. Le séjour en Centre d'une durée de 45 à 90 jours aura permis d'analyser les besoins de l'amputé lors de la confection de la prothèse provisoire portée jusqu'à stabilisation du moignon.

Le médecin expert devra par l'examen du patient et par l'interrogatoire au cours de l'entretien apprécier :

— **Le vécu de l'amputation,** à la recherche : - des circonstances exactes dans lesquelles est survenue l'amputation (intensité douleur préopératoire, durée d'hospitalisation...) et de la qualité de la rééducation qui a suivi ; - de ce que l'amputation a bouleversé dans les habitudes et activités sociales, familiales et personnelles du sujet ; - de la façon dont lui-même et son entourage ressentent son handicap ; - des craintes exprimées ou non concernant son avenir.

— **Le niveau d'amputation.** Au ***membre inférieur***, on doit différencier [2] :
Les amputations avec appui plantigrade conservé : amputations du pied (avant-pied médio-pied arrière-pied) qui laissent persister la possibilité de station debout et de marche mais qui nécessitent cependant la plupart du temps un appareillage. Ces amputations donnent généralement des résultats favorables à court terme mais ultérieurement apparaissent des déformations du moignon et des troubles trophiques nécessitant une reprise chirurgicale [13].
Les amputations sans appui plantigrade conservé supprimant toute possibilité de marche sans suppléance. Le niveau d'amputation est un élément important d'appréciation d'incapacité, il l'est aussi par référence aux possibilités d'appareillage plus ou moins favorable selon la hauteur. L'amputation tibiale (longueur idéale de moignon 15-20 cm) est sur le plan fonctionnel préférable à l'amputation fémorale (longueur de moignon idéale 20-25 cm) puisqu'il y a conservation du genou. L'amputation de Gritti et apparentés présente des avantages fonctionnels par rapport à l'amputation fémorale (long bras de levier, emboîture à appui distal, chaussage de la prothèse) mais elle n'est pratiquée que par certaines équipes. La désarticulation de hanche et apparentée, par la perte de toutes les articulations du membre inférieur, a des conséquences fonctionnelles inéluctables difficilement compensées par une prothèse quelle que soit sa qualité. L'amputation bilatérale, on additionne les handicaps et au-dessus d'une amputation bilatérale de jambe, les conséquences fonctionnelles sont très sévères.

Au ***membre supérieur***, le principe de la conservation de la plus grande longueur de moignon reste valable sous certaines réserves. Au niveau du bras, les désarticulations de coude permettent la transmission des mouvements de rotation du bras mais la longueur du bras n'autorise pas la mise en place d'un coude électrique ou mécanique (nécessité d'un humérus raccourci de 9 cm). Au niveau de l'avant-bras la désarticulation du poignet permet la conservation de la prono-supination naturelle, les moignons trop longs peuvent poser problème lorsqu'une pro-supination électrique est envisagée (dissymétrie avec le côté sain). Dans les amputations de la main, chaque cas est particulier selon qu'on privilégie l'esthétique ou le fonctionnel. L'amputé bilatéral n'accédera que très rarement à une autonomie complète quelle que soit la prothèse [15].

— L'état du moignon d'amputation - Le moignon suit un cycle de transformations au cours desquelles dans un premier temps le tissu conjonctif prend une importance exagérée et peu à peu se constitue un tissu fibro-adipeux adhérent aux gaines musculaires, aux os et aux muscles. Dans un second temps dit de maturation, le moignon maigrira et prendra sa forme définitive. L'état du moignon ne pourra donc être apprécié que lorsqu'il est stabilisé. L'examen du moignon devra préciser :

La forme - Cylindrique, bulbeux, conique, en patte d'éléphant... il conditionne le type d'emboîture, de manchon (sur moulage, de série)...

Le volume - Il sera apprécié par les *mesures* des circonférences supérieure, moyenne et inférieure (il sera intéressant de connaître les mesures antérieures de façon à juger de la stabilité du moignon) et par l'importance des *parties molles* : un excès de parties molles occasionne souvent une mauvaise adaptation de la prothèse qui est plus difficile à chausser et peut secondairement être la cause de troubles trophiques et de douleurs.

Les téguments - Analysés par : - *l'état de la peau* : aspect, sensibilité, couleur, température... l'existence de dermatoses infectieuses (défaut d'hygiène), des signes d'irritation mécanique au niveau des zones d'appui (pigmentation, durillon, bourrelet, folliculite) correspondant à un moignon défectueux, dermatite eczématiforme faisant suspecter une allergie à un composant de la prothèse, troubles trophiques ; - *l'état de la cicatrice* : sa situation (peut rendre l'appui inconfortable dans la prothèse), sa dimension (vicieuse du fait de son étendue), sa souplesse (son adhérence à l'os peut être algique), son caractère invaginé crée des sites propres à la pullulation microbienne.

Mobilité et stabilité - L'os est l'armature qui permet la mobilisation du moignon, tout défaut de cette structure compromet grandement l'appareillage. Le principal défaut est la protusion lorsque la section osseuse est trop basse ou la section cutanée trop haute. Il est également au niveau tibial de chanfreiner l'arrête (angle de Faraboeuf) pour éviter un conflit avec la prothèse. L'existence d'un flexum de hanche, de genou oblige à un alignement de la prothèse qui peut rendre la prothèse inesthétique et retentir sur les articulations sus-jacentes. L'ankylose du genou en rectitude ou de la hanche (cas des polytraumatisés du membre inférieur) chez l'amputé du membre inférieur entraîne une marche dysharmonieuse avec difficultés dans les terrains accidentés, une gêne pour s'asseoir, entrer dans un véhicule... [10]

Douleurs - Tous les amputés ne souffrent pas : 50-60 % en postopératoire ; les douleurs de moignon se chronicisent dans 20-40 % des cas [12]. Il faut distinguer les douleurs spontanées (névrome, douleurs fantôme, causalgie...) et les douleurs dues à un mauvais moignon (névrome, cicatrice, greffe, protubérance osseuse) nécessitant souvent une reprise chirurgicale ou à une prothèse défectueuse (mauvaise emboîture, mauvais alignement).

LES HANDICAPS ASSOCIÉS

L'amputation est rarement une atteinte pure. Les lésions associées peuvent grever de manière définitive le pronostic fonctionnel. On notera comme principales déficiences associées : - les atteintes osseuses et articulaires du côté amputé et du côté sain ; - les atteintes neurologiques sensitives et motrices (atteintes du plexus brachial...) ; - les atteintes des organes vitaux (cœur, artères, respiration).

Cette liste n'est pas exhaustive et nécessite un bilan complet du patient. Le médecin expert devra en tenir compte pour déterminer le taux d'incapacité.

EVALUATION DU SUJET APPAREILLÉ

Les outils d'évaluation chez l'amputé restent assez limités : des échelles d'origine anglo-saxonne ont été récemment développées et validées pour le membre inférieur (PPA *Prosthetic Profile of the Amputee*, PEQ *Prosthetic Evaluation Questionnaire*) elles intègrent l'utilisation de la prothèse et la satisfaction du sujet dans la vie quotidienne [1]. Dans l'attente d'être validées et utilisées en français, le médecin expert déterminera l'autonomie de l'amputé dans la vie quotidienne, professionnelle et de loisirs en prenant en compte :

- **Chaussage de la prothèse**. Rapide, aisé, lent, en position debout ou assise... avec l'aide d'une tierce personne ;

- **Port de la prothèse**. Il est généralement permanent, s'il est intermittent, en chercher la cause. Les prothèses esthétiques de membre supérieur ne sont parfois portées qu'à l'extérieur du domicile ;

- **Examen de l'amputé appareillé**. *Aspect esthétique* : mollet trop gros, main mal dimensionnée, visibilité de la prothèse en position assise sous un pantalon au niveau du genou... *Contrôles statiques* : longueur de la prothèse, alignement (membre inférieur), orientation et portée du pied au sol, accrochage de l'emboîture... ;

- **Marche avec la prothèse**. Il faut analyser la marche à l'intérieur, à l'extérieur, la vitesse de marche, l'utilisation d'aides de marche, la montée et descente d'escaliers. Il faudra quantifier le périmètre de marche et si possible la vitesse de marche ; cette vitesse confortable de marche est de 70 m/mn chez le sujet sain, elle est ralentie chez les amputés mais les jeunes amputés traumatiques bénéficiant d'appareillage performant ont souvent des vitesses de marche identiques au sujet sain ;

- **Gestes avec la prothèse.** Dans le cas de prothèses mécaniques ou myoélectriques on testera la préhension de différents objets, l'écriture... ;

- **Déplacements, conduite automobile**. La plupart du temps les amputés utilisent les transports en commun et conduisent un véhicule. Les amputés des membres inférieurs peuvent utiliser des aides de marche, selon leurs performances et les handicaps associés. Un fauteuil roulant manuel peut être utile la nuit ou dans les déplacements importants ; l'attribution d'un fauteuil électrique peut se discuter dans les amputations bilatérales de cuisse. Pour les véhicules du groupe léger, les amputations des membres appareillées ou non sont toutes compatibles avec la conduite automobile, la plupart du temps sous réserve d'aménagements déterminés par la commission médicale du permis de conduire. Pour les véhicules sur groupe lourd, il y a incompatibilité de toutes les amputations du membre supérieur et fémorales droites. *(Arrêté du 7 mai 1997/JO du 29 mai 1997)*. On devra distinguer les aménagements de confort (siège, volant réglable...) et les aménagements de sécurité pour l'accélération, le débrayage, la commande des fonctions électriques... ;

- **Activités de la vis quotidienne** (AVQ). La toilette : le bain, la douche sans prothèse peut être périlleux et nécessiter une prothèse de bain, un fauteuil douche, une planche de transfert de baignoire... Utilisation d'une brosse-ventouse pour les amputés membre supérieur... L'habillage est pratiquement toujours possible, plus ou moins rapide selon l'amputation. L'alimentation peut, pour les amputés du membre supérieur, nécessiter l'utilisation d'un couteau-fourchette ;

- **Activités de la vie professionnelle**. Certaines professions nécessitent un reclassement professionnel (chauffeur poids lourd, conducteur d'engin, travailleur manuel...) qui sera fonction de la formation de l'intéressé et du désir de se réinsérer professionnellement ;

- **Activités de la vie de loisirs**. On retiendra les activités antérieures : bricolage, jardinage... et les sports pratiqués avant l'amputation. Généralement les personnes amputées ne font pas du sport parce qu'elles sont handicapées et on peut considérer que ceux qui ne pratiquaient pas de sport avant n'en font pas après ; ceci est important dans l'attribution éventuelle de prothèses de sport [16].

EVALUATION DES FRAIS FUTURS

Constitue un poste important pour les amputés. Ils sont définis comme ceux dont la charge est certaine ou prévisible. Le médecin expert doit évaluer les frais d'appareillage et d'aides techniques mais aussi les éventuelles reprises chirurgicales en cas de moignon défectueux. Le médecin expert devra faire comprendre au juge la nécessité de tel ou tel appareillage (loisirs, bain, sport) [19] pour obtenir la réparation la plus complète ; les organismes d'assurance maladie ne prenant en charge que les prothèses de la LPPR. Les prothèses hors LPPR (sport, loisirs...) entrent dans le cadre du préjudice d'agrément. Restent les innovations technologiques à venir et qui évoluent actuellement rapidement : un consensus doit être trouvé avec le juge pour ne pas pénaliser l'amputé dans les années à venir [18].

PROTHÈSES INSCRITES SUR LA LPPR

Les prothèses sont des **dispositifs médicaux remboursables si inscrits sur la LPPR** *(Liste des Produits et Prestations Remboursables Décret N° 2001-256 du 26 mars 2001/JO 28 mars 2001)* et fabriqués par un orthoprothésiste conventionné ; leur prise en charge est soumise à une demande d'entente préalable.

Les frais de prise en charge des appareils comprennent : - le prix d'acquisition, de réparation et de renouvellement des appareils ; - les frais d'expédition des appareils et autres frais accessoires ; - les frais de déplacement exposés par l'intéressé pour se rendre à une consultation d'appareillage ou chez le fournisseur.

Une prothèse est constituée :

- D'une **emboîture** : partie en contact avec le moignon. Cette emboîture peut comporter un manchon (en mousse de polyéthylène, ou en gel : silicone, copolymère, urethane). Le type de l'emboîture et du manchon est un acte médical spécialisé déterminé après évaluation du moignon.

- De **pièces intermédiaires** : le choix du genou est fonction des performances de l'amputé. Le genou verrouillé à la marche est réservé aux sujets marchant avec 2 cannes, le genou libre pour les sujets marchant avec une ou sans canne. Les genoux à microprocesseur sont réservés aux amputés ayant une vitesse confortable de marche à 4 km/h. Le choix est un travail d'équipe médecin spécialisé et orthoprothésiste se déterminant après essai. Le choix du coude pour les amputés de bras est plus limité : il n'existe pas de coude électrique à la LPPR.

- D'**effecteurs terminaux** : les pieds à restitution d'énergie existent en 3 classes : ils seront prescrits en fonction de la vitesse de marche et des activités sportives. La prescription d'une main myoélectrique et subordonnée à l'avis d'un médecin responsable dans un service spécialisé de l'appareillage qui constitue un dossier d'évaluation.

Les amputés ont droit *(Arrêté du 10 novembre 2003/JO 26 novembre 2003)* à un appareil provisoire avant l'appareil définitif. Pour l'adulte 2 prothèses sont prises en charge :

- **En cas d'appareillage du membre supérieur**. La deuxième prothèse est une prothèse de secours, esthétique ou mécanique que la prothèse de 1re mise soit ou non myoélectrique. Toutefois une deuxième mise de prothèse myoélectrique peut être accordée pour poursuivre son activité professionnelle.
- **En cas d'appareillage du membre inférieur**. La deuxième prothèse est de même poids et de même emboîture que la 1re sauf pour les prothèses fémorales munies d'un genou assisté électroniquement.

Les appareils sont **garantis** contre tout vice de fabrication ou malfaçon quelconque pendant trois ans ; toutefois, la durée de garantie ne pourra être supérieure à celle définie par les industriels fournisseurs en ce qui concerne les pièces détachées entrant dans la fabrication des prothèses (*Arrêté du 26 juin 2003/JO 6 septembre 2003).*

Les **réparations** sur un appareil ne doivent être effectuées que si elles n'excèdent pas les 4/5 du prix du même appareil neuf ; au-delà mieux vaut renouveler la prothèse. Les réparations consistent en : - des changements d'emboîture (en cas de variations de volume du moignon le plus souvent en rapport avec des variations de poids), de manchons (la moyenne de durée de vie d'un manchon en silicone, copolymère, uréthane est de 12 mois environ) de batteries (myoélectrique)... ; - des remises en état (changement de gant, de mousse, de bas...) ; - des révisions de genoux, de main myoélectriques...

PROTHÈSES NON INSCRITES SUR LA LPPR

Ce sont les prothèses de bain (prendre sa douche, se baigner en mer ou en piscine), les prothèses de sport (conçues en fonction du sport, éventuellement pour faire de la compétition). Le médecin expert le déterminera en fonction du bilan de l'amputé.

Les pièces intermédiaires (genou Cleg, coudes électriques, batteries au lithium...) ou les effecteurs terminaux non encore agréés (pieds de compétition...), la liste augmente avec l'évolution technologique. Leur attribution ne peut être faite qu'après une période d'essai et une évaluation du service rendu par des équipes médicotechniques sensibilisées à l'appareillage des amputés.

Les revêtements esthétiques très importants pour le membre supérieur (mains en silicone avec ongles, poils, tâches de rousseur, circulation veineuse...) mais aussi maintenant pour le membre inférieur doivent être pris en compte en fonction des besoins de l'amputé.

AMÉNAGEMENT DU DOMICILE ET DU VÉHICULE AUTOMOBILE

Un aménagement de salle de bains peut se concevoir chez les amputés du membre inférieur (siège de bain, bac à douche avec siphon de sol, planche de transfert)... Dans les handicaps associés, prévoir seuils encastrés de la porte d'entrée et portes-fenêtres, largeur de porte 90 cm… pour une circulation en fauteuil roulant dans l'habitation…

L'aménagement du véhicule automobile sera apprécié en fonction des conclusions de la commission médicale du permis de conduire et chiffré en fonction du véhicule et des véhicules à venir.

REPRISES CHIRURGICALES

Dans le cas de moignons défectueux, il peut être envisagé à distance l'utilisation d'expansion cutanée [7, 8], d'allongements de moignon [14], d'arthrolyses (raideur de genou) de recoupes osseuses (abrasion de l'arête tibiale)…

Quels que soient les progrès dans le domaine de la prothèse, le membre non amputé est sollicité au-delà des 50 %. C'est la possibilité de l'apparition de pathologies cartilagineuses et la mise en place de prothèses interne de hanche ou de genou du côté sain ou amputé [5].

BIBLIOGRAPHIE

[1] CALMELS P., BÉTHOUX F., LE-QUANG B., CHAGNON P.Y., RIGAL F. - *Echelles d'évaluation fonctionnelle et amputation du membre inférieur*. Ann. Réadapt. Méd. Phys. 2001 ;44 :499-507. — [2] COCHET C., MAITRE M., CIANFARANI F. - *Préjudice corporel représenté par l'amputation des membres inférieurs*. In : Amputation du membre inférieur. Masson, 1996 :463-471. — [3] CODINE P., MAITRE M., BRUN V. - *Réinsertion socioprofessionnelle des amputés*. In : La réinsertion socioprofessionnelle des personnes handicapées. Masson, 1994 : 262-270. — [4] DULIEU V., CASILLAS J.-M., COTTIN Y., MOUALLEM J., MARCER I., DIDIER J.-P., BRENOT R. - *Coût énergétique de la marche chez l'amputé de membre inférieur.* In : La marche humaine et sa pathologie. Masson, 1994 :274-281. — [5] ENJALBERT M., MAITRE M., KOTZKI N., PERENNOU D., PELISSIER J. - *Le retentissement pelvi-rachidien des amputations des membres inférieurs*. In : Amputation du membre inférieur. Masson, 1996 : 372-379. — [6] GERMANAUD J. - *Epidémiologie des amputations du membre inférieur*. Mémoire DUAHM. Faculté de médecine de Nancy, 1995, 33 p. — [7] HULARD O., VOINCHET V., BARDIT J., LEGRE R., MAGALON G. - *Utilisation de l'expansion cutanée dans le resurfaçage des moignons d'amputation de jambe défectueux*. Rev. Chir. orth. 1999, 85 :512-516. — [8] LE FOURN B., COUPPEY B., EVENO D., POIRIER P., PANNIER M. - *Apport de la chirurgie plastique et reconstructrice pour les moignons d'amputation du membre inférieur d'origine traumatique.* Le journal de l'orthopédie 1999 ;2 :49-51. — [9] MAITRE M., BRUNON A., PÉLISSIER J. - *Appareillage des membres et conduite automobile.* In : Conduite automobile et handicap. Masson, 2000: 110-15. — [10] MAITRE M., ENJALBERT M., PÉLISSIER J. - *Appareillage et aides techniques dans les raideurs des membres inférieurs*. In : Raideur articulaire. Masson, 1995: 126-134.

[11] MAITRE M., ROUYER A., ENJALBERT M., PÉLISSIER J. - *Approche épidémiologique des amputés du membre inférieur.* In : Amputation du membre inférieur. Masson, 1996 :1-7. — [12] MAZALTARINE G., FARDJAD S., DELPREZ G., TEHRANI H. - *Douleurs post-amputation*. La Lettre Méd. — [13] MÉNAGER D., CHIESA G. - *Amputations partielles du pied*. In : Amputation du membre inférieur. Masson, 1996 : 243-253. Paquin J.M., Martinet N., André J.M. *L'appareillage des amputés de membre supérieurs*. J. Réadapt. Méd., 1995, 15, N° 3 :90-94. — [14] ORHUN H., SAKA G., BILGIC E., KAVAKH B. - *Lenghthening of short stumps for functional use of protheses*. Prosthetic. Orthot. int. 2000 ; 27 :153-157. — [15] PAQUIN J.M., MARTINET N., ANDRÉ J.M. - *L'appareillage des amputés de membre supérieurs*. J. Réadapt. Méd., 1995, 15, N° 3 :90-94. — [16] PIERA J.B., PAILLER D. *Sport : facteur de réinsertion*. In : La réinsertion socioprofessionnelle des personnes handicapées. Masson, 1994 :144-148. — [17] PION M. - *Amputation des membres supérieurs : données épidémiologiques et générales*. Mémoire DUAHM. Faculté de médecine de Nancy, 1995, 39 p — [18] RIGAL F. - *Faut-il évaluer les frais futurs ? IIIe Congrès ISPO Lyon*. 5-6 novembre 1998 :104-105. — [19] ROGIER A. - *Les frais futurs*. Eska, 2001, 156 p.

SITES INTERNET UTILES

Fabricants et revendeurs pièces détachées

Janton	http://www.janton-sa.com
Orthoeurope	http://www.ortho-europe.com
Ossur	http://www.ossur.com
Otto-bock	http://www.ottobock.fr
Proteor	http://www.proteor.fr
Proteval	http://www.proteval.fr

ANOT http://www.anot-ortho.com

[Annuaire National de l'Orthopédie Technique]

Regroupe les fournisseurs d'appareillages, les CRF, les organismes d'assurance maladie, les centres d'appareillage par région en France.

ADEPA http://perso.wanadoo.fr/adepa-69/index.htm

[Association de défense et d'étude des personnes amputées]

Axé sur les amputés des membres inférieurs est un site très ouvert sur tous les intervenants de l'appareillage [liens avec les fabricants, les orthoprothésistes, les CRF], sur les nouveautés, sur les activités sportives et a une aide à la prescription de prothèse du membre inférieur [choix de genou, de pied].

REEDOC http://www.reedoc.irr.u-nancy.fr

Banque de données bibliographiques sur les amputés des membres [recherche par revues, mot-clé, auteur...].

ASSURANCE MALADIE http://www.ameli.fr

On y trouve la LPPR avec la nomenclature, les tarifs, les modalités d'attribution...

TITRE : Réparation du dommage corporel et médecine physique et de réadaptation.

EM : 25396

CET OUVRAGE DOIT ETRE RAPPORTE LE :

louisjean IMPRIMEUR
59, Av. Émile Didier
05003 Gap Cedex
Tél. 04 92 53 17 00
Dépôt légal : 131
Février 2005
Imprimé en France